药食同源品种及其功效

李思明等　著

中国轻工业出版社

图书在版编目（CIP）数据

药食同源品种及其功效/李思明等著. --北京：中国
轻工业出版社，2024.8.--ISBN 978-7-5184-5072-5

Ⅰ.R247.1

中国国家版本馆 CIP 数据核字第 2024BG3566 号

责任编辑：狄宇航

策划编辑：江 娟 责任终审：劳国强 封面设计：锋尚设计
版式设计：致诚图文 责任校对：朱 慧 朱燕春 责任监印：张 可

出版发行：中国轻工业出版社（北京鲁谷东街 5 号，邮编：100040）

印 刷：三河市万龙印装有限公司

经 销：各地新华书店

版 次：2024 年 8 月第 1 版第 1 次印刷

开 本：787×1092 1/16 印张：10.5

字 数：232 千字

书 号：ISBN 978-7-5184-5072-5 定价：68.00 元

邮购电话：010-85119873

发行电话：010-85119832 010-85119912

网 址：http://www.chlip.com.cn

Email：club@ chlip.com.cn

前 言
Preface

随着生活水平的普遍提高和健康意识的日益增强，人们越来越重视保健和养生。"药食同源"是祖国医药宝库中的重要内容之一，我国在药食文化上具有独特的优势，中国传统的"药食同源"思想即是食物保健思想的反映，包含着中医药学中的食疗、养生保健和药膳等内容。药食同源物质功效成分的研究既是为了满足人民群众健康的迫切需要，也是为了民族文化的传承，更是中国功能性食品开发的宝藏。《中华人民共和国国民经济和社会发展第十四个五年规划和2035年远景目标纲要》明确指出，"十四五"时期，将全面推进健康中国建设，大健康食品产业也正在向着营养与健康的方向发展，"药食两用"将会是今后相当长一段时间内人们关注的热点。

本书从药食同源品种入手，概要介绍了药食同源概念的起源和发展，归纳了药食同源的植物、动物、菌类等资源和其中的功效成分，并介绍了药食同源资源的开发利用等内容。

本书主要由李思明博士撰写，杨杨博士、张光博士、贺殷媛博士共同参与了第五章、第六章、第八章的撰写。本书不仅有利于专业工作者的研究参考，更方便了非专业人士的查阅，是一本兼具科研性和科普性的书籍，可作为食品和中医药工作者、学生学习、研究的参考书目，也可作为人民群众健康养生的科普性书籍。

感谢在该领域长期合作的同事和研究生的支持和付出。笔者多年从事药食同源资源的研究，但由于水平所限，书中难免存在欠缺甚至错误之处，敬请各位同人指正。

李思明

2024年6月1日

目 录
Contents

第一章

绪论

第一节 药食同源的含义、药膳与食疗

一、药食同源的含义

随着社会的飞速发展，人们的生活水平不断提高，也越来越重视自身的健康问题。国家提出了"健康中国"的规划，中医药得到了大力发展，药食同源的观念也得到了空前的认可。药食同源有两种含义：一是指药物和食物的来源相同，都来自自然界，所以食品也具有一定的性味归经，有一定特定的药效。二是指很多食物同时也是药物，两者之间没有明确的分界线。药食同源也是我国养生理念的一种展现，包括食疗、食养、药膳等许多内容。

药食同源的概念来源于中医药的理念，在普通人民的生活生产中不断地演化。从原始社会开始，人们找寻食物，在寻找的过程中发现有些物质可以用来治疗疾病。上古时代，神农即尝百草。在夏商周期间，人们已经开始研究食物与疾病的关联。在隋代出现了药食同源的理念。隋代杨上善所撰《黄帝内经太素》，上面有记载说："空腹食之为食物，患者食之为药物"。等到了元、明、清时期，越来越多的关于食疗的书籍开始出现，大大增加了药食两用物质的种类。1987 年，卫生部首次发布了《既是食品又是药品的品种名单》，划分了药食同源的品种，推动了药食同源的研究。2002 年，卫生部发布 51 号文件，除对保健食品原料的取用范围进行规定外，进一步规范了既是食品又是药物的品种（共 87 种）。2014 年国家卫生计生委办公厅关于征求《按照传统既是食品又是中药材物质目录管理办法》（征求意见稿）意见的函，只是意见稿，没有正式发布，不能作为使用依据。2019 年国家卫生健康委员会发布《关于当归等 6 种新增按照传统既是食品又是中药材的物质公告》，将当归、山柰、西红花、草果、姜黄和荜茇 6 种物质纳入药食同源目录管理，仅作为香辛料和调味品使用。2023 年，国家卫生健康委员会和国家市场监督管理总局联合发布公告，将党参、肉苁蓉（荒漠）、铁皮石斛、西洋参、黄芪、灵芝、山茱萸、天麻和杜仲叶 9 种物质纳入按照传统既是食品又是中药材的物质目录。2024 年 8 月，国家卫生健康委员会、国家市场监督管理总局发布《关

于地黄等 4 种按照传统既是食品又是中药材的物质的公告》，将地黄、麦冬、天冬、化橘红等 4 种物质纳入按照传统既是食品又是中药材的物质目录。至此，国务院卫生行政部门共发布了 4 批次既是食品又是中药材名单，共计 106 种物质。

药食同源的核心内容是通过食疗、食养、药膳等多种方式来使个人身体达到均衡状态，保证身体健康。在长期的发展过程中，我国药食文化理念已相对成熟。著名医学论著《神农本草经》是我国最早记载药食同源植物的专著，我们生活中常见的植物产品很多都有被当作药物的记载，例如补血益气的红枣、滋补精血的百合以及保肝补肾的枸杞子等。药物和食物都具有四气和五味，要根据人的体质的不同、地区的差异、气候的变化来选择正确的药食两用物质。

中医有"药功食补论"，是指中药与食物都可以用来治疗疾病，相比于食物治疗，中药的治疗效果更好，药效更加明显，这也就是人们常说的"药劲大"。正确地使用中药，可以快速地治疗疾病，但是如果没有对症下药或者用错剂量、用错配伍等就会产生毒副作用，产生后遗症，危害人们的身体健康。而食物治疗恰恰相反，食物的治疗过程相对缓慢，不会短时间内产生明显的作用，即便服用错误或是用量错误也不会对人体产生较大的危害。因此人们发展出了药食同源的方法，既有药效，又可以减少对机体的副作用。虽然有些人认为药食同源物质比药物起效慢、调整周期长，但相较于服用毒副作用大且增加肝肾负担的药物，药食同源物质对人的危害较小。所以药食同源物质的规范不仅丰富了饮食的多样性，调配了饮食结构，还推进了中医药治疗预防疾病的发展。

二、药膳与饮食疗法

（一）什么是药膳与饮食疗法

中医、中药是我国历史文化长河中的瑰宝，凝聚了几千年来人民的智慧。中华的饮食文化源远流长，将食物和中药相搭配，采用中国传统的烹调方式或是特定的加工手段，制成具有调节机制、未病先防功能的美味佳肴，这就是药膳。简而言之，就是将中药与食物进行搭配，调配出既可以预防疾病、强健体魄又很美味的食品。药膳是中医药文化中不可或缺的一部分。食物具有丰富的营养价值，但是大部分没有太明显的功效，与中药相搭配，可以起到缓和中药药性的作用，使得中药的作用没有那么强烈。中药可以预防和治疗疾病，它可以为食物增加药力，起到强健体魄的作用，所以药膳既不会像中药那样作用强烈，也不会像食物那样作用温和，它介于二者中间，取药物之性、用食物之味，食借药力、药助食功，相得益彰，寓医于食，中药和食物相互搭配，相辅相成，特别适合于身体虚弱或者需要强健体魄的人群食用。

食疗是指饮食疗法，是指将食物进行加工、烹调从而使其可以治疗、预防疾病的一种方法。学界部分人认为，孙思邈所著的《备急千金要方》食治篇中最先提出了食养为先的理念，还有一部分学者认为《黄帝内经》才是食疗理念的源头。追溯根源，食疗是指用食物来治疗疾病，是人们形成用饮食预防疾病的认识时期的产物，所以《黄帝内经》才是饮食疗法的源头。饮食疗法与药膳类似，却与药膳有区别，饮食疗法中不添加药物，单纯地使用食物来起到治疗和预防作用。而药膳是在饮食疗法的基础上在食物中添加药物，进一步将食物和药物相融合。

（二）药膳的作用

药膳二字最早出现在《后汉书·列女传》中"母亲调药膳思情笃密"的字句中，拥有悠久的历史。在社会不断的发展进步中，人们渐渐发现食用药膳拥有诸多优点，不光可以治疗疾病，还可以预防疾病，在未病先防、预病先兆、既病防变、病后康复四个阶段中都有显著的作用。

1. 药膳在未病先防阶段的作用

药膳是滋补身体、强健体魄的佳品。中医学认为，人体生病就是因为人体内的正气与邪气相抗争，当体内的邪气压倒正气时，人就会生病。反之，若人体正气旺盛，人就不会生病。《黄帝内经》中提到"正气内存，邪不可干"，所以如果想要少生病，那就要维护好身体内的正气，或者减少邪气的入侵。药膳可以很好地调节人体的平衡，维护好身体内的正气，抵御住外来的邪气。合理地食用药膳，既可以调节机体平衡，预防疾病的发生，又可以保证人体内的营养充足，增强五脏的功能。

药膳还可以充分发挥某些植物的特异性作用来预防疾病。姜糖苏叶饮可以温经解表散寒，其中的生姜和苏叶味辛，可以预防感冒。五味枸杞饮可以健补脾胃、生津止渴，其中的五味子具有敛肺、生津和止咳的功效，枸杞子可以滋阴润燥、滋补肝肾，用于预防阴虚所导致的疾病。四物木耳汤中添加了当归、川芎、白芍、熟地黄、大枣等中药，可以调节气血，改善气血不足，具有活血化瘀、补血养颜的功效，可以用来预防气血不足导致的疾病。阿胶糯米粥中的阿胶可以滋阴补血，适合于阴虚贫血的人；同时有贫血症状的孕妇也可以适当地喝一些来增补气血，帮助养胎。参苏汤中含有党参、紫苏叶和葱白，可以益气散寒，防止感冒。玉米粉粥可以降血压降血脂，减小患动脉硬化的风险。薏米粥可以养颜除湿，利水消肿，近年来还发现其对防癌具有一定作用。

2. 药膳在预病先兆阶段的作用

疾病在发生之前都会产生一定的征兆，药膳在这个阶段也可以产生预防疾病的作用。中医学认为人体内如果有内热，内热助火就容易上火感冒，如果感觉体热上火，出现了咽痛、口干等症状就可以服用去火的药膳，比如薄荷梨粥，薄荷芳香辛散、清利头目，梨可以清热又含有丰富的营养物质，二者都可以驱散体热，食此粥可有效预防感冒。桂圆红枣莲子银耳汤常用于气血虚引起的睡眠质量不高、心神不宁、失眠多梦等症状的人群，具有安神补气、滋补气血的功效，可以改善手脚冰凉、神思倦怠、无力疲乏等症状，可以在疾病发生前及时地把身体的亏空补回来。莲子百合煲适用于熬夜后出现心烦心悸、咳嗽等症状的人群，具有安神清心润肺的功效。近年来，阿尔茨海默病的发病率不断增加，当年龄渐长、记忆力出现衰退时，可以常用首乌大米粥、核桃大枣粥、柏子仁炖猪心等药膳来降低阿尔茨海默病的发病概率。

3. 药膳在既病防变阶段的作用

药膳不仅仅可以用于预防疾病，还可以用于治疗疾病，防止疾病进一步发展，可以作为中医治疗疾病的一个辅助方法。古代有"务在先安未受邪之地"的理念，就是指先保护好没有受到伤害的地方。如二参粥、玉参焖老鸭、百合猪肉汤、牛奶滋补粥等药膳都具有滋阴生津的功效，都可以防止因疾病发展引起的进一步的津液损伤，防止肺虚阴虚之变。

4. 药膳在病后康复中的作用

药膳在病后康复中具有两个作用：一是当人的身体治愈后还是会留下一些后遗症，如果在发病期间使用药膳辅助治疗，可以降低患后遗症的风险或者减轻后遗症对人体造成的伤害。梨粥可以有效地治疗热病之后产生的遗汗。虫草蒸老鸭可以滋阴助阳、补虚益气、增强人的体质。大枣粳米粥可以益气通脉、温经和血，可以用来治疗中风后遗症。二是防止疾病再次发作，也就是人们常说的"复发"。炖人参汤中加了西洋参、高丽参，具有益气救脱的功效，可以用来防止中风再次发作。梨子川贝汤是滋补型的药膳，患过慢性支气管炎的患者服用可以预防慢性支气管炎的复发。山楂麦芽茶可以调治饮食过量引起的胃胀、打嗝，可以有效地防止胃病的再次发作。

（三）食用药膳的注意事项

1. 因人用膳

体质是人在功能形态活动上相对稳定的特性，是由于先天遗传和后天受到多种因素影响而形成的。不同体质的人对环境的适应能力、导致疾病的发病因素和疾病发病路径都是不同的。中医学将人的体质分为平和型、阴虚型、痰湿型、特禀型、气虚型等十种不同类型的体质。比如平和型体质的人气血充足，阴阳调和，就不适合偏补和过分滋补，平时可以吃一些五谷、枸杞、大枣等温和食物制作的药膳。痰湿型体质的人常常表现为无力胸闷、痰多苔腻、神思困倦、多汗，这类人群应该多食一些可以祛湿化痰、健脾的药膳，如桔梗枇杷叶茶、杏仁粥等。阴虚型体质的人经常感觉口干舌燥，两颊偏红，手心脚心喜欢发热，常失眠多梦，容易干咳盗汗，这类人群应当食用甘凉滋润的食物制成的药膳，少食温热刺激的食物，如含有辣椒、姜、龙眼、韭菜等成分的汤羹。

除体质外，人的年龄、性别、胖瘦、所处时期和生活习惯的不同也会影响药膳的效果。比如胖人多痰湿，要多吃清湿化痰的药膳；瘦人多虚火，要吃一些滋阴泻火的药膳。妇女产后虚弱，应以温补的药膳为主。老年容易气血津液损耗，还会出现脏腑功能不足等症状，应长期坚持服用补养药膳。

2. 因时用膳

随着四季的变化，人的机体功能也会产生变化，所以食用药膳也需要根据四季的变化而做出调整和改变，要做到因时制宜。古人认为春夏养阳，秋冬养阴，我们应根据食物的性味归经，搭配不同季节的气候特点选择最合适的药膳。春季万物复苏，阳气上升，最适合食用温补阳气的药膳。春养肝，肝的疏泄功能不足会使人变得郁郁寡欢、多疑多思，所以春季还应该多食用一些养肝护肝的药膳。南北方气候差异不同，南方春季多阴雨，湿气重，还可以食用一些健脾祛湿的药膳。夏季天气炎热，湿气黏滞，人们常常被暑热侵扰。夏养心，心脏是人体内最重要的脏器，主血脉，夏季暑热侵染，最容易损伤人体的津液，导致血虚阴亏。夏季要少食用性寒凉的药膳，也要谨慎服用油腻、辛辣刺激的药膳。秋季果实成熟，到了滋阴润燥的季节，秋养肺，肺为娇脏，秋季应多食用一些滋阴生津、保健润泽、养阴多汁的药膳。冬季寒凉，容易伤害人体内的阳气，所以冬季最重要的就是保护好我们体内的阳气。冬养肾，肾精是人的生命之元，滋养着人体的五脏六腑。在冬季不可以盲目地过分滋补，要多食用温补平和的药膳。

3. 因地用膳

我国国土面积广阔，地大物博，每个地区都有每个地区独特的气候条件，受到当地气候的影响，当地的人们会形成不同的生活习惯、饮食习惯，导致人的体质和病理变化都会有所不同，因此要根据不同的地区、不同的气候特点，因地用膳。例如四川、贵州等西南山区，气候潮湿，应多食用辛辣温燥的食物；南方天气炎热且潮湿，就应该选择清化湿气的药膳；西北地区气候寒冷且干燥，最适合辛润滋补的药膳。

（四）饮食疗法的特点和保健优势

采用食疗的方法，不但可以治疗疾病，还可以充饥，不但可以充饥，而且还非常美味可口。饮食疗法对症，病渐渐就会痊愈，即使不对症也不会产生其他的副作用，造成对机体的伤害。只要能够合理地使用饮食疗法，对防治疾病、病后康复、强健体魄、延长寿命都是有帮助的。饮食疗法充分地发挥食物的偏性来达到调节体内阴阳平衡、扶正祛邪的目的，它既可以治疗疾病，又不依附于药物的特性。中药的饮食疗法不同于西药，不会即刻见效，但是也不会有西药那样大的副作用，而且原料大都比较常见，价格低廉，十分适合于大众。其制作方法相对简单，原材料更易获得，可以长期服用，相比于药膳更为常见。大部分饮食疗法所用食物都香浓可口，以辛甘味为主，可以在调养身体的同时享受美味。

近年来，我国越来越重视公民的健康问题，不断地推进中医药养生保健，国家颁布了一系列可以推动中医药保健养生的有利政策，普及中医养生保健的方法和知识，提倡健康生活，饮食疗法也越来越受到重视。饮食疗法与药膳都遵循三因制宜，要根据人的体质、所在的地区、所处的季节来做出相应的改变，以发挥最大的作用。

第二节　功能性食品的概念与分类

由于药食同源品种可以作为开发功能性食品的原料，我们在这一节对功能性食品的概念与分类也作一介绍。

一、功能性食品的定义

功能性食品在我国也被称为保健食品。随着物质文明程度的提高、科技和社会的不断发展和大众营养认知水平的不断提高，人们对食物开始有了更高的期待。人们期望食物能够在一定程度上具有有效促进身体健康等的功效，因此功能性食品被开发出来并走上了历史舞台。21 世纪人们对功能性食品的研究兴趣急剧增加，功能性食品的市场也不断扩大，但关于功能性食品的定义存在着争论，这场争论已经持续了 20 多年，至今仍未结束。

（一）日本对功能性食品的定义

"功能性食品"一词最早于 1984 年由日本提出。这一概念的提出为日本食品科学和工业以及相关法规带来了许多新内容，同时也对其他国家产生了深刻的影响。日本作为最早的政府认可健康功能性食品的国家，对功能性食品的审批制度十分严格。日本将功能性食品分为特定保健用食品、营养功能食品和功能性标示食品三个类别，且采用"不同类别不同审批模式，企业承担主体责任"的规章，以此来确保产品的安全有效。目前，日本政府定义了一个新的产品类别，特定健康用途食品（FOSHU），即"含有具有健康功能的成分，并被官方批准宣称其对人体有生理作用的食品"，并制定了专门的立法框架。

（二）美国对功能性食品的定义

继日本之后，美国在 20 世纪 90 年代制定了第一个健康声明法案，但并没有提出功能性食品的正式定义。在美国的食品监管法规中，没有对功能性食品下确切的定义。在美国，功能性食品普遍被认为是经过加工的、具有生理益处的，或者是可以降低一些慢性疾病患病风险的，超过传统食物营养功能的食品。从狭义上讲，美国绝大多数的健康食品被归类为膳食补充剂或者具有功能性声称的一般食品。其中，膳食补充剂的定义在美国食品药品监督管理局（FDA）法案中确定，它是一种以补充膳食为目的的食品（非烟草），必须是以维生素、矿物质、氨基酸中的一种或者多种生产加工的产品，含有多种膳食成分的浓缩品、代谢物、提取物等。美国对于膳食补充剂产品的相关法规，为功能性食品的研发和监管奠定了良好的法规基础。

（三）欧盟地区对功能性食品的定义

欧洲国家在美国制定第一个健康声明法案的 10 多年后提出了功能性食品的概念，当时欧洲议会和理事会引入了关于营养和健康声明的法规，但是在其中没有正式的功能性食品定义。1982 年，欧洲健康食品制造商联合会规定了健康食品必须以确保和促进健康为最终宗旨，必须在遵守健康食品的原则和保证食品质量的前提下尽可能地以天然物质为原料进行生产，其范围包括补充饮食中缺乏的营养素，以及用于增强身体健康或以美容为目的的食品，故欧洲的功能性食品可以属于健康食品的范围内。因此在欧盟地区，功能性食品被认为是一种可以满足其所宣称的对人体的某个或多个组织产生有益影响，而且在某种程度上能够改善人类健康、减少疾病风险的食品。

（四）中国对功能性食品的定义

随着我国亚健康人数的增多，国内也逐渐重视功能性食品的研发和生产来满足人们的需求。GB 16740—2014《食品安全国家标准　保健食品》中关于功能性食品（保健食品）的定义是声称并具有特定保健功能或者以补充维生素、矿物质为目的的食品。即适用于特定人群食用，具有调节机体功能，不以治疗为目的，并且对人体不产生任何急性、亚急性或慢性危害的食品。

虽然每个国家对于功能性食品的认识有所不同，但也具有一部分共同点，即"只要对人体组织健康有益，能减少相关疾病产生的危害和风险，对机体的生理和心理产生有益作用的食品"，可被称为功能性食品。功能性食品必须符合以下四个要求：无毒无害，符合营养要求；其功能必须是具体的、有科学依据作为支撑的，且不能取代人体正常的膳食摄入和对各类必需营养素的需要；它是针对需要调整某方面机体功能的特定人群而研究的；它不以治疗为目的。在法律上对产品定义的不同，反映了各国家地区对功能性食品的不同认识，以及导致了对相关产品的立法、监管等方面存在一定差异。因此，在提到功能性食品时，存在着混淆和误解的风险，故迫切需要一个由政府批准的标准功能性食品定义。

二、功能性食品的分类

虽然各国对功能性食品的定义和监管不同，但在其分类方式上基本趋于一致。功能性食品的划分标准有很多。

（一）根据消费对象分类

功能性食品根据消费对象可以分为两类。其中，日常功能性食品是指根据各种不同的年龄阶段人群（如婴儿、学生和老年人等）的生理特点和生长需求而设计添加不同的功能因子，从而达到促进生长发育、维持活力、预防疾病等作用。而特种功能性食品是指针对某些特殊的群体（特殊工种人群、特殊疾病人群、特殊生活方式人群等）的身体状况设计的食品，更强调食品在辅助预防疾病和促进身体健康恢复方面的调节功能，如减肥功能性食品和提高免疫力的功能性食品等。

（二）根据功效分类

功能性食品按照功效可以划分为两大类：一类是可以提高身体某项机能，如补充能量、促进生长发育；一类是可以降低患病风险，如调节免疫功能、改善肠道消化功能、降低胆固醇、强化骨骼等。例如，功能性低聚糖虽然不能被人体小肠吸收，但进入人体大肠后能够增殖有益细菌，同时抑制有害细菌。能够增强免疫力的功能性食品，其研究内容主要集中在活性多糖、功能性油脂、维生素和活性蛋白质四类物质上，如维生素 C 在大多数免疫细胞中维持高水平，可以影响免疫反应；蛋白质是构成机体免疫防御功能的基础物质，与免疫器官发育等有密切关系。近年来，新开发的食品功能还有舒缓压力，保障睡眠质量，改善体臭和口臭异味，改善过敏和皮炎症状，缓解肌腱炎、关节炎疼痛，减轻化学治疗的中毒症状，增强酒精耐受度（缓解轻度醉酒）等。

（三）根据功能因子分类

功能性食品对人体有益的作用离不开其内部的功能因子。功能因子是指功能性食品中能够对机体产生生理作用的成分。功能因子的成分、含量随着功能性食品的不同而不同，作用机理也存在差异，在功能性食品中发挥着不同的功效。功能因子种类十分丰富，如活性多糖、功能性低聚糖、糖醇类、功能性脂类、氨基酸类、活性肽类、活性蛋白质类、维生素和维生素类似物、矿物质和微量元素类、植物活性成分、益生菌类和低能量食品成分等。功能性食品的活性成分可以分为传统型和新高效型两种类型。其中传统型主要包括氨基酸、维生素、矿物质等人体必备的营养物；而新高效型主要包括植物中的天然活性成分，如黄酮、皂苷、有机酸等和动物中存在的功能糖和不饱和脂肪酸等。

（四）根据科技含量分类

功能性食品按照科技水平可分为三代。第一代功能性食品是根据各类人群的营养需要，有针对性地在食品中添加营养素或滋补品。此类食品是初级功能性食品，只是根据该食品中已有的营养成分来分析推断食品的功效，但其功能效果往往没有经过科学实验验证，如高钙奶、蜂产品等。目前，欧美各国已将这类产品列入普通食品来管理，我国也不允许它们以保健食品的形式面市。第二代功能性食品属于中级产品，它是需要通过动物试验及人体试验证实其具有某种功能效果的产品，目前国内市场上大部分功能性食品为此类产品，如口服液、脑白金等。第三代产品作为高级产品，其不仅需要通过人体及动物试验证明该产品具有某种功效，而且需要明确食品所含的具有该功效的功效成分，同时研究该功效成分的量效关系、结构、作用机制和在食品中的稳定性等，如鱼油、大豆异黄酮等属于此类。但是这类产品在我国现有市场上比较少见。

三、药食同源物质与功能性食品的关系

功能性食品不可以代替药物，其不以治病为目的，主要用于调节特殊人群的身体平衡。药食同源物质与功能性食品之间存在着一定的差别，药食同源物质可以作为药物，也可以作为食物；而功能性食品只能作为食物来食用。其次，药食同源物质可以用于治疗疾病，而功能性食品不以治病为目的，不可以代替药物的治疗作用。功能性食品符合

国家规定，无毒或基本处于无毒水平，只要不超过正常摄入范围，均不会对人体产生毒副作用。而药食同源物质介于食品和药物之间，可能存在一定的毒副作用。

近年来，我国中医药事业飞速发展，党的十八大以来，更是取得了明显的成就，这和我国出台的一系列推动中医药事业发展的政策是分不开的。2016 年 10 月 25 日，国家印发了《"健康中国 2030" 规划纲要》，其中提到要大力发挥中医药在我国的优势，等到 2030 年，要形成中医中药治未病的理念体系，让中医药在治疗疾病和术后康复等领域占据一席之地。2017 年 6 月 30 日国家又发布了《国民营养计划（2017—2030 年)》，其中反复提出要重视传统食养，加强公民对传统食养的认识，并且宣布会进一步地更新药食两用物质名单。

随着国家一系列政策的推动，药食同源的理念越来越受到大家的推崇。药食同源的理念在我国已经深入人心。比如在汤中加枸杞子、大枣等，超市常见的凉茶、秋梨膏等，这些都是药食同源在生活中应用的体现。现在，越来越多的人重视自己的健康问题，人们对药食同源的接受度也越来越高，这也推动了药食同源产品生产企业的成立和发展，也加快了药食同源物质的种植和研发的脚步，国家的一系列政策又使药食同源产品市场更加规范和细致，这些都为药食同源市场提供了更加优良的环境。

"健康中国"战略的推进将为药食同源行业的发展提供政策保障，政府将加大对中医药产业的扶持力度，推动中医药与现代医学的融合发展。考虑到中国庞大的人口基数、老龄化趋势以及慢性疾病和亚健康人群的增加，药食同源市场具有巨大的潜在消费人群和增长动力。预计在未来几年内，市场规模将持续扩大。药食同源作为中国传统文化的重要组成部分，将在未来得到更多的传承和发展。通过与现代科技的结合，必将开发出更多具有传统特色的新型药食同源产品。

这些年来，随着我国文化的不断传播，中医药理念也渐渐被国外认可。目前已经有 190 多个国家和地区认识到了我国的中医药文化，有 40 多个国家和地区已经与我国达成了在当地推动和发展中医药的协议，国际上对中医药的认可与日俱增。英国、法国、德国等国家是中草药的消费大国。在亚洲，日本等国家与我国的中医药文化同根异枝，当地的民众都很推崇采用中医思维选择药食同源物质来调节机体平衡，大枣、乌梅、大麦等都经常出现在他们的饮食中。伴随着外国市场对中医药文化和药食同源养生观的认可，越来越多的企业投入了国际市场，国外的中医药市场正在飞速发展中。

第三节　药食同源理论及功能性食品的发展历史

一、中国药食同源理论及功能性食品的发展历史

药食同源是现代中医界学者总结历史经验和相关理论后提出的新概念，是由 20 世

纪 30 年代出现的医食同源概念延伸而来。随着养生保健热点的出现，20 世纪 80 年代，国内开始出现了一些"药食同源"的相关论述，在深受中医影响的日本近代也有"医食同源，药食一如"的说法。

（一）上古时期

食物是人类生存和繁衍的最基础需求。上古时期，人类在寻找食物的过程中发现可食的物质之间有区别，其逐渐将有治疗功能的物质归为药物，用于饱腹充饥、提供能量的物质归为食物。传说神农尝百草，一日七十二毒。虽有些夸张但却形象地说明上古之人药食不分，当时的药和食还没有明确的界限。神农尝百草的目的是寻找食物而非药物，也正说明了药物的发现和食物的关联。

（二）夏商周时期

夏朝时期，人类的生活水平还处于非常低的层次，帝王尧的饮食也是以粗粮和野菜为主。但人们学会通过稻、菽、粟等作物来酿制酒浆，后世《吕氏春秋》中有"仪狄作酒"的记载，相传仪狄曾作酒献给夏禹品尝以强身健体。商朝的伊尹被中国烹饪界尊为"烹饪始祖"和"厨圣"，伊尹的"紫苏鱼片"，可能是我国最早运用中药紫苏烹制的药膳。商朝后期的彭祖研制了"雉羹"，被后世公认为最早的复合汤羹。西周时期建立了官方的医疗机构，设专职的膳夫和食医。"食医"为天子调配饮食，有点类似于现今的营养师，这也为"药食同源"理论的发展奠定了基础。

（三）战国至汉时期

这一时期一些著作的出现，为"药食同源"理论做了铺垫。如《吕氏春秋·本味篇》《南淮子》等。《黄帝内经》中提出了："五谷为养，五果为助，五畜为益，五菜为充"的饮食原则。东汉末期《神农本草经》，详载 365 种药，包括木、米、兽、谷、草、鱼、禽、果等，分成上、中、下三品，其中有相当一部分是药食两用的，为"药食同源"理论提供了坚实的物质基础。

（四）魏晋南北朝时期

虽然葛洪的《肘后备急方》没有明确地提及"药食同源"理论，但其"防微杜渐""未病先防"的养生思想，为"药食同源"理论的深入人心做了铺垫。贾思勰的《齐民要术》、雷敦的《雷公炮炙论》、虞悰的《食珍录》等中均有涉及养生的理论。杨上善的《黄帝内经太素》是食疗史上较为重要的一本著作，它首次对药和食的辩证关系进行了论述。

（五）唐宋时期

唐朝是我国封建社会的鼎盛时期，在经济、文化、外交、政治等方面均达到了很高的成就。到了宋朝，虽然政治、经济、外交的发展有所下滑，但文化发展却有提升，是一个文化的盛世，特别是在医药保健著作方面，更是得到了发展。唐代苏敬等编撰的《新修本草》、孙思邈的《千金要方》为重量级巨著。《千金要方》在食疗、食养、药膳等方面做出了巨大贡献。孙思邈度百岁乃去，正是因为他深入贯彻了这些方面的理论，将其与自身实践相结合。孟诜的《食疗本草》是全世界最早的一部药膳学方面的专著，它集古代"药食同源"理论之大成，与当今营养学相联系，为"药食同源"的发展做出了巨大的贡献，因此孟诜也被誉为食疗学的鼻祖。

宋代官方修订的《太平圣惠方》中有"食治论"卷。宋徽宗下旨编写的《圣济总录》中记载了 285 个食疗保健方，适用于 29 种病证，其在药膳的制作方法和类型方面均有创新。此时期出现了一些药膳方，制作较为简单，依旧以食养、食疗为主，但它们对"药食同源"理论的发展具有不可替代的意义。

（六）元明清时期

元朝以蒙古族为主要统治者，大量蒙医思想的进入加速了中医学的创新，同时药膳文化也在其中大放光彩。元朝饮膳太医忽思慧所著《饮膳正要》，总结了古人保健养生的经验以及烹饪的技术，提出食养、食疗须以"春食麦""夏食菽""秋食麻""冬食黍"四时为宜的理论作指导。文中根据皇帝食疗的需求精心设计了"生地黄鸡""木瓜汤""良姜粥""山药面""葛根羹""姜黄腱子""五味子汤"等药膳方剂。

明朝是继唐宋之后的又一文化盛世，名医药家们留下许多著作，如卢和的《食物本草》、宁源的《食鉴本草》，李时珍的《本草纲目》是该时期最为璀璨的明珠。《本草纲目》中包含诸多养生保健内容，它以中医五行学说为核心，以"五味"发挥五行学说，被认为集前朝养、疗本草之大成，是前人的"药食同源"理论和实践的总结，并在该基础上衍生出自己独特的理论体系。

清朝是中国最后一个封建朝代，清宫廷的御膳多为药膳或营养之品。清朝中医药与养生的文献史料极多，有尤乘的《食治秘方》，沈李龙的《食物本草会纂》，龙柏的《脉药联珠药性食物考》，文晟的《本草饮食谱》，何克谏的《增补食物本草备考》，王孟英的《随息居饮食谱》，章穆的《调疾饮食辨》，袁枚的《随园食单》，费伯雄的《食鉴本草》《食养疗法》，顾仲的《养小录》，李化楠父子与李调元合著的《醒园录》等。龙柏的《脉药联珠药性食物考》首次以脉区分药物，以脉的浮、沉、迟、数为纲，先言脉理，因脉言症，因症治药，再对药食之性味、归经、主治、功能分别阐述，对临床施膳有重要指导意义。王孟英的《随息居饮食谱》对每类食材多先解释名称，后阐述其功效、性味、宜忌、单方效方甚至是详细制法，同时比较产地优劣。此时期成熟的药膳方大量出现，"药食同源"理论已经趋于成熟，人们可以灵活地配伍出经典的药膳方，且品种丰富、剂型繁多，为以后挖掘食疗、药膳方提供了广阔的空间。

（七）民国时期至今

民国时期随着西方科学知识的引入，拓展了"药食同源"理论，许多著作都融入了现代医学的知识。如张若霞的《食物治病新书》，程国树的《伤寒食养疗法》，沈仲圭与杨志一合编的《食物疗病常识》，丁福保的《食物疗病法》，朱仁康的《家庭食物疗病法》等，均对中医食养、食疗和药膳的传承起到了重要作用。中华人民共和国成立后，对中医药的发展十分重视，国家级与各省级、市级不同层次的中医药类的学校中，很多开设了中医药膳课程，而且从事中医药学的部分学者与教授，都对健康保健类的中药与食品拥有浓厚的科研兴趣。

近年来，我国的药食同源产品也正努力向功能性食品方向转化。我国功能性食品的发展经历了五个阶段：初始阶段、高速发展阶段、产业链形成阶段、产业链调整阶段、规范发展阶段。初始阶段：产品大多是以酒类作为载体的滋补品；高速发展阶段：产品以补充维生素、矿物质和其他营养素的口服液等为主，发展趋势十分迅猛；产业链形成阶段：我国出台《中华人民共和国食品卫生法》与《保健食品管理办法》，确立了功能性食品的法律地位，提出了功能性食品申报和审批要求，使其更加规范化；产业链调整阶段：功能性食品将由原国家食品药品监督管理局审批，原卫生部不再进行审批。原国家食品药品监督管理局公布的《保健食品注册管理办法（试行）》加快了功能性食品产业链的结构调整，为其后续发展奠定了基础；规范发展阶段：国内功能性食品的需求提升以及国外的功能性食品流入中国，极大地促进了我国功能性食品行业的发展。《中华人民共和国食品安全法》规范了整个食品行业，使我国功能性食品的安全性更加明确，加速了其发展进程。

我国的药食同源产品及功能性食品发展至今，在种类与产量方面已经形成了一定的规模，在技术、质量方面已经得到了大多数人的认可。我国的功能性食品市场发展空间很大，药食同源产品的发展有很多机遇。随着相关政策的推行实施，相关研究领域资金的投入不断加大，药食同源产品及功能性食品的发展也将会更加繁荣。

二、国外功能性食品的发展历史

（一）日本

日本研究功能性食品较早。1989 年，日本已有 14 大类的功能性食品，例如降血糖类、降血压类、促进营养吸收类等。

日本的功能性食品发展历程大致分为三个阶段：起步阶段、发展阶段、成熟阶段。起步阶段：产品以豆制品和乳制品为主，以增强人体营养的摄入为目的，在此阶段缺少科学的依据，可信度不高，食品的功能缺乏有效性的评价；发展阶段：产品以益生菌类为主，投入了大量的资金，进行了动物和人体的试验，对产品的安全性和有效性有了科学的评价；成熟阶段：在食品的功能因子结构、作用机理、含量上面进行了深入的研究，为产品的有效性和可靠性提供了科学依据。

目前，日本已有 300 多家企业从事功能性食品的研发，产品已达 1000 余种，其中益生菌类仍然是主体。日本政府对功能性食品的管理很严格，其标签上的内容必须与检测结果一致，而且不允许有治疗疾病的说法出现（除了叶酸、钙）。日本的功能性食品的审批程序也十分严格，产品在进行动物和人体试验证明有效后，向当地食品药品管理部门申请，管理部门召开各界人士的听证会。听证会通过后在食品和药品委员会进行安全性评价，通过后厚生劳动省组织专家进行评估，评估的结果交给日本国家健康营养研究所，验证其活性成分，通过后交给卫生部做最终审核，通过后方可得到许可证书。若其中任意一步出现问题，则拒绝其申请。

（二）美国

美国是功能性食品市场发展最为重要和活跃的地区，占全球功能性食品市场50%以上的份额，并且在本土的食品市场中占有2%左右的份额。美国FDA一开始对功能性食品持否定态度，经过科学实验后，在1987年承认部分食品具有功能性。美国将功能性食品纳入"膳食补充剂"种类当中，1994年美国国会通过的《膳食补充剂健康与教育法案》对膳食补充剂的定义为：是含有膳食成分，用于补充膳食的口服产品。膳食成分包括维生素、矿物质、草药或其他植物药、氨基酸以及其他代谢物等物质。膳食补充剂可以是提取物或浓缩物，具有多种制剂形式（片剂、胶囊、软胶囊、囊形片、液体、粉末等），但不能以注射剂形式售卖。若生产出了注射剂，则将被FDA归为药品。它的产品说明上同样不能出现治疗、治愈疾病的字眼。

美国是全球最大的膳食补充剂市场，大约有6万种膳食补充剂产品，900多家企业生产和销售膳食补充剂。膳食补充剂可分为13种：运动营养品、草药膳食补充剂、维生素、辅酶Q10等。美国市场销量最高的膳食补充剂是维生素类产品，其次是运动营养品，接着是草药膳食补充剂。1869年，美国第一家销售膳食补充剂的店铺成立于宾夕法尼亚州，距今已经有上百年的历史。美国对膳食补充剂的管理较为严格，膳食补充剂产品的安全审查、标签登记、生产管理等都有严格的规定，FDA负责市场的监督管理，企业负责产品的安全性和科学性，为功能性食品的研发、监管奠定了良好的法规基础。

美国已经开始实施膳食补充剂的"膳食补充剂和膳食成分的制造、包装或保存的现行生产质量管理规范"（current good manufacture practices，cGMP），对其生产管理方面提出明确的要求。这也为中国药食同源产品、功能性食品的生产管理提供了一些参考，促进中国功能性食品市场更加成熟。

（三）欧洲

欧洲是除美国及日本外另一大世界健康食品产业的主导地区，欧洲在法律上对功能性食品没有明确的定义，其属于健康食品的范畴。健康食品：必须以确保和促进健康为宗旨，尽可能以天然物质为原料，必须在遵守健康食品的原则、保证食品质量的前提下生产。北欧国家是功能性食品的主要消费市场，欧洲其他地区如德国、法国、荷兰等国家的功能性食品消费市场也很大。1996年的尼斯会议标志着欧洲各国对功能性食品的研究正式启动，会议中专家们讨论功能性食品的概念、技术等问题。

欧洲的功能性食品主要是功能性发酵饮料、功能性乳酪、谷类糕点等，其中乳制品（乳酪等）的销量更多。欧洲的第一代功能性食品出现在 20 世纪 70 年代中期，主要是功能性果汁、酸奶等。目前欧洲更着力于功能性乳制品方面的研究，其具有促进肠道吸收、降低胆固醇等功能。现今欧洲的功能性食品具有营养和药理双重功能，并且对食品中的功能因子、产品的改进做出了新的要求。

未来几年内，欧洲健康食品市场仍将保持快速增长的趋势，这种增长的推动力来自人们对健康食品的需要以及市场对天然食品和草本食品的推崇。欧洲许多健康食品品牌创新的力量很强大，他们将不断研究和推出越来越好的健康食品。

（四）澳洲

澳大利亚目前对功能性食品也没有明确的定义，其允许部分食品被称为健康食品。起初澳大利亚在其乳制品中添加了抗菌、抗病毒的生物活性物质，以增加人体的免疫力。澳大利亚目前也是在发酵乳制品、功能性饮料方面的投入较多，与美国的膳食补充剂种类相似，其上市也无需审批，不同州和地区的法规需要对其进行监督管理。

现今世界的功能性食品市场发展空间巨大，各国都在其领域投入大量的资金。美国和日本在国际市场上表现得较为突出，拥有的功能性食品种类和数量都位居前列。我国药食同源物质生物活性是经试验后得到的结果，是有科学依据的，已经得到了许多人的认可。中医药是传承千年的瑰宝，药食同源产品市场是一个发扬中医药产品的契机，其在世界功能性食品市场上将会使更多人受益。

参考文献

[1] 车琳琳，李想，董婉茹，等. 中医药在氧化应激方面对冠心病治疗研究进展 [J]. 辽宁中医药大学学报，2020，22（07）：103-106.

[2] 范保瑞，张悦，刘红玉，等. 国内药食同源的产生与应用 [J]. 医学研究与教育，2018，35（06）：52-64.

[3] 苑翼楠，周威. "药食同源" 类食品国内外研究现状及展望 [J]. 现代食品，2021（14）：118-121.

[4] 贾慧杰. 我国药食同源的发展与应用概况分析 [J]. 现代食品，2022，28（04）：33-35.

[5] 李睿敏，侯强，铁鑫，等. 药食同源物质对改善睡眠和记忆的研究进展 [J]. 吉林医药学院学报，2022，43（04）：304-306.

[6] 刘曦. 我国药食同源食品行业发展研究 [J]. 世界最新医学信息文摘，2016，16（54）：29.

[7] 卢雨晴，张程. 中国古代对于 "药食同源" 的认识 [J]. 科教文汇（中旬刊），2019，05：190-192.

[8] 宁兆君. 国内外功能性食品监管对比及发展新动态研究 [D]. 广州：华南农业大学，2019.

[9] 单峰，黄璐琦，郭娟，等. 药食同源的历史和发展概况 [J]. 生命科学，2015，27（08）：

1061-1069.

［10］杨光，苏芳芳，陈敏. 药食同源起源与展望［J］. 中国现代中药，2021，23（11）：1851-1856.

［11］朱建平，邓文祥，吴彬才，等. "药食同源"源流探讨［J］. 湖南中医药大学学报，2015，35（12）：27-30.

［12］宋咏梅. 随息居饮食谱［M］. 天津：天津科学技术出版社，2012.

［13］赵欣，李贵节. 食品专业中加强药食同源内容教学的改革［J］. 西南师范大学学报（自然科学版），2017，42（08）：141-143.

［14］夏新斌，刘金红，谢梦洲，等. 日本功能性食品发展对中国药膳产业发展的启示［J］. 食品与机械，2018，34（11）：205-207，220.

［15］田明，冯军，孙璐，等. 美国膳食补充剂管理研究及对中国的启示［J］. 中国食物与营养，2021，27（06）：12-16.

［16］于佳. 英国对食品健康声明开展调查［J］. 监督与选择，2003，01：49.

［17］Phan ADT, Adiamo O, Akter S, et al. Effects of drying methods and maltodextrin on vitamin C and quality of terminalia ferdinandiana fruit powder, an emerging Australian functional food ingredient［J］. J Sci Food Agric. 2021, 101（12）：5132-5141.

第二章

药食同源品种及其功效成分

第一节　药食同源品种

目前被国务院卫生行政部门纳入药食同源品种目录的物质一共有 106 种，包括丁香、八角茴香、刀豆、小茴香、小蓟、山药、山楂、马齿苋、乌梢蛇、乌梅、木瓜、火麻仁、代代花、玉竹、甘草、白芷、白果、白扁豆、白扁豆花、龙眼肉（桂圆）、决明子、百合、肉豆蔻、肉桂、余甘子、佛手、杏仁（甜、苦）、沙棘、牡蛎、芡实、花椒、红小豆、阿胶、鸡内金、麦芽、昆布、枣（大枣、黑枣、酸枣）、罗汉果、郁李仁、金银花、青果、鱼腥草、姜（生姜、干姜）、枳椇子、枸杞子、栀子、砂仁、胖大海、茯苓、香橼、香薷、桃仁、桑叶、桑葚、橘红、桔梗、益智仁、荷叶、莱菔子、莲子、高良姜、淡竹叶、淡豆豉、菊花、菊苣、黄芥子、黄精、紫苏、紫苏子、葛根、黑芝麻、黑胡椒、槐米、槐花、蒲公英、蜂蜜、榧子、酸枣仁、鲜白茅根、鲜芦根、蝮蛇、橘皮、薄荷、薏苡仁、薤白、覆盆子、藿香、当归、山奈、西红花、草果、姜黄、荜茇、党参、肉苁蓉（荒漠）、铁皮石斛、西洋参、黄芪、灵芝、天麻、山茱萸、杜仲叶、地黄、麦冬、天冬、化橘红。

一、药食同源植物品种

（一）花类

花类药食同源品种见表 2-1。

表 2-1　　　　　　　　　　　　花类药食同源品种

植物名称	主产地	主要功效
丁香	广东、海南等地	温中降逆、散寒、温肾壮阳
白扁豆花	辽宁、四川、贵州、河南、山东、江苏、浙江等地	抗菌消炎、消暑化湿、健脾和胃
金银花	广泛分布于我国大部分地区	清热解毒、消散痈肿

续表

植物名称	主产地	主要功效
菊花	分布于我国各个地区	散风清热、平肝明目、清热解毒
槐花	中国北部较集中	保护血管、降血脂
西红花	原产于欧洲南部，中国各地常见栽培	活血化瘀、解郁安神
代代花	中国南部各地，浙江、江苏、广东、贵州主产	理气宽胸、开胃止呕
槐米	河北、山东、河南、江苏、广东、广西、辽宁等地主产	凉血止血、清热泻火

1. 丁香

丁香，又名鸡舌香、子丁香，分为公丁香和母丁香。公丁香为桃金娘科植物丁香（*Eugenia caryophyllata* Thunb.）的干燥花蕾，母丁香为丁香的果实。药用丁香一般是指公丁香。

丁香是一味药食同源的中药材，作为食物，丁香含有多种维生素和大部分人体需要的氨基酸、矿物质元素，有很高的营养价值。丁香因为香气浓郁，经常被用作肉类、糕点、腌制食品、蜜饯、饮料等的调味剂，在我国和欧美地区经常被当作烹制风味菜肴的辅料。丁香还可以作为除臭剂，古人经常口含丁香来治疗口臭。

丁香不可与郁金一同服用。阴虚体热的人群不建议服用丁香，其可加重体内内热现象。丁香如服用不当可能会出现胃肠不适、肝肾功能受损、过敏反应等副作用。

2. 白扁豆花

白扁豆花是豆目豆科扁豆属植物扁豆（*Dolichos lablab* L.）的花，又名南豆花，7~8 月间采收未完全开放的花晒干或阴干而成。

白扁豆花质地轻软，气味微香。白扁豆花中含有大量有利于人体健康的物质，如微量元素、核黄素、胡萝卜素、维生素等，长期服用可以增强身体的抵抗力，日常生活中经常用来泡水喝。

白扁豆花不宜与蘑菇、蛤蜊同食；气虚体寒、痛风者不宜食用；白扁豆花中有一种物质，进入人体后使体内的红细胞发生非特异性凝结，对于动物的生长具有一定的抑制作用，所以白扁豆花泡水不可以过量服用，也不能长期服用。

3. 金银花

本品为茜草目忍冬科忍冬属植物忍冬（*Lonicera japonica* Thunb.）的干燥花蕾或初开的花，又称为忍冬、金银藤、鸳鸯藤、银藤、二色花藤等。金银花首次记载于《神农本草经》中，三月开花，花有轻微的香气，开始呈白色，经过一两日后变为黄色，所以称为金银花。金银花一蒂两花，两条花蕊，成双结对，形影不离，又称为鸳鸯藤。

金银花富含多种天然成分，目前已被开发应用于食品、药品、化妆品等多个领域。在我们的日常生活中，金银花被制作成金银花茶，可以清热利咽；金银花制成的漱口水可以治疗口腔溃疡；金银花与山楂合用制成饮品，可以清热开胃；金银花还可以制成美容养颜的茶。目前对于金银花的加工、开发还不够全面，有待进一步的研究。

金银花性寒，女性月经期间最好不要服用；金银花泡水后要趁热服用才能更好地发挥其作用。金银花泡水放凉之后饮用可能会出现拉肚子等副作用。金银花不可长期服用，也不可过量服用，以免增加脾胃的负担。

4. 菊花

本品为桔梗目菊科菊属植物菊（*Chrysanthemum morifolium* Ramat.）的干燥头状花序。9~11月花盛开时分批采收，阴干或烘干，或蒸后晒干。菊花按产地不同，分为"亳菊""滁菊""贡菊""杭菊"等。

近些年来，关于菊花的食品种类越来越多，菊花也变成了人们餐桌上的美味，可以生食或熟食，可以煮、炒、焖、烧。菊花泡茶可以解毒明目、疏风清热；用菊花泡的酒又称为长寿酒，可以强身补气、养肝明目；用菊花制作的菊花糕不仅外形美观而且香软可口，还有清热去火的功效，格外受到人们的喜欢。

菊花性凉，脾胃虚弱者最好少喝或不喝菊花茶，以免加重脾胃虚寒的症状。

5. 槐花

本品为豆科植物槐（*Sophora japonica* L.）的干燥花朵。夏季花开放时采收，及时干燥，除去枝、梗及杂质。中药槐花具有清肝火、抗菌消炎、降低血脂、解毒、抗溃疡等功效。

槐花中富含维生素、多种矿物质，含有丰富的芸香苷、黄酮类物质、脂肪酸、鞣质等成分。槐花入菜在日常生活中比较常见，经常被做成槐花糕、蒸槐花、槐花米面糊汤、槐花薏米粥等。

糖尿病人不可过多食用槐花，过敏性体质的人要谨慎食用，孕妇不宜食用，脾胃虚寒的人群不宜食用。

6. 西红花

本品为鸢尾科植物番红花（*Crocus sativus* L.）的干燥柱头。

西红花用途广泛，在西班牙、法国等欧洲国家是重要的食品香料，如西班牙的海鲜饭中会添加西红花。在我们的日常生活中，西红花泡水代茶饮用，可以预防心脑血管疾病、调节新陈代谢、美容养颜。西红花还可以用来泡酒。

孕妇和月经期间的妇女不宜食用西红花；其不可以与其他补类药材，如鹿茸、红参等一同食用，这些都为大补药材，会让身体上火，对于体质偏热的人，会有更为严重的后果。

7. 代代花

代代花（*Citrus aurantium* L. var. amara Engl.）为芸香科柑橘属植物酸橙变种的干燥花蕾，又名枳壳花、酸橙花、福寿草。

代代花药理活性丰富，且毒副作用小，其中的黄酮类化合物和香豆素类化合物具有较强的抗氧化能力，在一定浓度下可以抵抗过氧化氢对人肝癌细胞的氧化损伤。代代花多糖通过调节丝裂原活化蛋白激酶和核因子信号通路，可激活巨噬细胞，从而提高机体免疫力。代代花还含有丰富的挥发油，常被用于香料、香精、化妆品的制作。代代花精油具有抗抑郁、抗焦虑的功效，代代花面膜还能祛除面部肌肤痤疮。

《本草纲目》中记载，代代花可制成保健茶，在苏州、常熟等地，人们会用代代花茶招待客人。现代也有许多类型的代代花保健茶，如代代玫瑰茶、五花茶、代代茉莉花茶等。代代花还能被制成代代花萝卜汤、代代花粥等食疗方。

由于代代花具有减肥功效，因此不宜与其他减肥药同时服用。孕妇和体质虚弱者慎用。

8. 槐米

槐米，又名槐花米，为豆科植物槐（*Sophora japonica* L.）的干燥花蕾。黄酮类化合物是槐米中的主要活性成分，其中芦丁、槲皮素均具有良好的止血作用；槐米中还含有红细胞凝集素，该成分对于红细胞具有凝集作用，可以明显缩短凝血时间。槐米还可以改善微循环，降低毛细血管脆性，因此槐米也常用于糖尿病、高血压及高血脂等疾病的辅助治疗，提高患者生活质量。槐米中所含的氨基酸及硒可使胃黏膜修复再生，对消化系统炎症有显著的治疗效果。

槐米产品多以饮品为主，如以槐米、蜂蜜为原料，制成的槐米蜂蜜口服液；以槐米、柠檬为原料，白砂糖为辅料制成的槐米柠檬饮等。还有槐米红枣面包、槐米茶、槐米果冻等。

槐米苦寒，脾胃虚弱的人食用后可能引起消化不良，因此脾胃虚寒者慎服槐米。

（二）果实类

果实类药食同源品种见表2-2。

表2-2　　　　　　　　　　果实类药食同源品种

植物名称	主产地	主要功效
八角茴香	广泛分布于我国南方地区	驱虫、温中理气、健胃止呕、祛寒、兴奋神经
小茴香	主产于山西、甘肃、辽宁、内蒙古等地	温中散寒、理气止痛
山楂	东北、华北地区分布居多	健胃消食、化浊降脂、行气散瘀
乌梅	长江流域以南各省份最多，主产于浙江、四川、湖南、贵州等地	敛肺止咳、收敛止血、生津止渴、涩肠止泻
火麻仁	主要分布于东北、华东、华北和中南地区	润肠通便
木瓜	产自安徽、山东、湖北等地	和胃化湿、舒筋通络、平肝祛风
余甘子	分布于我国的江西、福建、台湾、云南等地	健胃消食、凉血清热、生津止咳
佛手	分布于南方，如浙江、福建等地	疏肝理气、和胃止痛、燥湿化痰
沙棘	分布于我国新疆、内蒙古、青海、甘肃、河北等地	健脾消食、活血散瘀、止咳祛痰
花椒	在全国绝大部分地区都有分布	温中止痛、杀虫止痒

续表

植物名称	主产地	主要功效
麦芽	在全国各地都有出产，以北方区域居多	消食开胃健脾、退乳消胀
枣(大枣)	在我国海拔 1600m 以下的地区都有栽培	健脾胃、软化血管
枣(黑枣)	出产于我国山东、辽宁、河南、山西、贵州、四川、云南等地	可提高免疫力、润心肺、生津液
酸枣	广泛分布于我国华北、东南各个省份	延缓衰老、增强人体免疫力、安神镇静、造血补血
罗汉果	主产于两广及江西等地	润肺止咳、生津止渴
青果	目前在我国的台湾、四川、浙江等地都有种植	预防胃癌、维持血管健康、化痰利咽
枸杞子	目前在山东、内蒙古、青海、山西、陕西等地都引种成功	补肝肾、益精血、明目
栀子	山东、台湾、湖北、湖南、香港、广西等地	护肝利胆、镇静、止血、消肿
砂仁	主产于广东、广西等亚热带地区	化湿开胃、温脾止泻、理气安胎
香橼	主要生长在我国江苏、浙江、广西、湖南、四川等地	理气宽中、消胀降痰
桑葚	我国东北至西南各省区，西北直至新疆均有栽培	乌发明目、生津润肠、开胃健脾、滋阴养血
覆盆子	江苏、浙江、安徽、福建、江西、广西主产	益肾固精、养肝明目、缩尿
草果	分布于中国云南、广西、贵州等省区	燥湿、消积化食、抗菌
益智仁	分布于广东和海南，福建、广西、云南亦有栽培	摄尿固精、温脾、提高心脏功能
化橘红	广东、广西、四川、湖南、湖北、浙江主产	祛痰止咳、消食化积、散结
山茱萸	山西、陕西、甘肃、山东、江苏、浙江、安徽、江西、河南、湖南等省	补益肝肾、收涩固脱
橘红	江苏、安徽、浙江、江西、台湾等地	行气宽中、燥湿化痰等
黑胡椒	海南、台湾及广西等地主产	温中下气、消痰解毒、缓解腹泻
橘皮	四川、浙江、福建土产	理气降逆、调中开胃、燥湿化痰
荜茇	华南、华东、西南等地主产	温中散寒、下气止痛

1. 八角茴香

八角茴香，是毛茛目木兰科八角族植物八角茴香（*Illicium verum* Hook. f. ）的干燥成熟果实。

八角茴香中含有丰富的化学成分，其中的挥发油是主要发挥药效的成分。目前，对于八角茴香中化学成分的研究还不够全面，还有待进一步研究。八角在我们的日常生活中极为常见，是"炖肉神器"，在烹调肉类时添加一颗八角，味道就会更加香醇；八角在为食物提味增香的同时，还起到了抑菌作用。阴虚火旺者不适宜食用八角茴香，会影响人体健康。

2. 小茴香

小茴香又称为谷茴、小香等，是伞形目伞形科茴香属植物茴香（*Foeniculum vulgare* Mill.）的干燥成熟果实。

小茴香为药食同源之品，植物嫩叶可作蔬菜食用，也是我国常用的传统调味品，经常被用来调味、煲汤等。小茴香可以去除肉中的特殊气味，使之重新添香，所以被称为"茴香"。不可以过量食用小茴香，容易产生上火、发炎、口舌生疮等症状。阴虚火旺、肺热、胃热的患者要谨慎服用。

3. 山楂

山楂是蔷薇目蔷薇科山楂属植物山里红（*Crataegus pinnatifida* Bge. var. Major N. E. Br.）或山楂（*Crataegus pinnatifida* Bunge.）的干燥成熟果实。

山楂果可生吃也可加工，炮制后可入药，是中国特有的药食同源食品，富含多种营养元素和功能性成分。山楂是我们日常生活中常见的一种水果，可直接食用，或用其做果脯果糕。山楂中维生素 C 含量非常多，仅次于鲜枣和猕猴桃，其中还含有山楂酸、柠檬酸等，可以促进消化。制成焦山楂后其消食导滞的作用加强。山楂还可以增进食欲、改善睡眠。

空腹或者是牙不好的人不宜食用山楂；特别瘦弱、病后体虚之人也不要食用山楂；胃酸分泌过多的人也不宜食用山楂。

4. 乌梅

乌梅是蔷薇目蔷薇科杏属植物梅（*Prunus mume* Siebold. & Zucc.）的干燥近成熟果实。

乌梅除了可以用作药材，在日常生活中也具有很好的食疗作用。乌梅可以用来制作饮品，用乌梅制作的酸梅汤可以生津止渴、开胃消食。乌梅来源广泛、价格便宜，用其制成的果脯、饮料等非常常见。

乌梅能够敛肺、敛邪，所以表邪未解者不宜食用。乌梅性温，易助热生火，所以有实热积滞者不宜服用。胃酸分泌过多者也不宜长期食用。

5. 火麻仁

火麻仁是荨麻目桑科大麻属植物大麻（*Cannabis sativa* L.）的干燥成熟果实。

火麻仁常用来泡茶、煲汤或者冷榨制成火麻仁油，以颗粒饱满、大小均匀者为优。火麻仁含有丰富的营养成分，经常被用来制作食品、化妆品、保健品等一系列产品，具有良好的研究前景。

火麻仁中含有大麻素等有毒成分，不可过量食用，否则会引发食物中毒。脾虚便溏者、孕妇及哺乳期妇女不可食用。

6. 木瓜

木瓜是蔷薇目蔷薇科木瓜属植物贴梗海棠［*Chaenomeles speciosa*（Sweet）Nakai］

的干燥近成熟果实。

木瓜炮制品可以作为中药材，也可以作为食物食用，有舒筋活络、和胃化湿的功效。目前我们食用的都是热带水果，番木瓜科的木瓜，也被称为"百益果王"，其中含有丰富的维生素、蛋白质、胡萝卜素、微量元素等，可以抗衰老、调节新陈代谢，具有美容养颜的功效。木瓜作为食品通常生食，因为加热会减少木瓜中的营养成分。

木瓜中的番木瓜碱有轻微毒性，不宜过多服用。胃酸过多的患者不宜服用。

7. 余甘子

余甘子为大戟目大戟科叶下珠属植物余甘子（*Phyllanthus emblica* L.）的干燥成熟果实，是藏族常用的药材。

余甘子是我国非常重要的传统药材，鲜果可以生吃，也可以做成果脯食用。余甘子树是我国非常重要的经济作物。余甘子中拥有丰富的人体所需的营养物质，如氨基酸、脂肪、维生素等。

余甘子可以清热凉血，所以脾胃虚寒的患者不可食用，以免加重病情；余甘子性凉，孕妇也不可食用余甘子。

8. 佛手

本品为芸香目芸香科柑橘属植物佛手（*Citrus medica* L. var. sarcodactylis Swingle）的干燥果实。

佛手中的挥发油也是近年来热门的精油，它可以广泛地用于日常生活、化妆品等许多方面。我国部分地区也有栽培佛手用来观赏的习惯，其具有很高的观赏价值。

婴幼儿及产妇不宜食用佛手；阳虚体弱的人群不宜食用佛手。

9. 沙棘

沙棘为蔷薇目胡颓子科沙棘属植物沙棘（*Hippophae rhamnoides* L.）的干燥成熟果实。

沙棘在日本被称为"长寿果"，在美国被称为"生命能源"，在俄罗斯被称为"第二人参"，在中国被称为"圣果"，足以见得其丰富的作用。它具有丰富的营养价值，富含多种维生素、微量元素、超氧化物、沙棘黄酮等人体所需的物质，其中维生素 C 含量极高，甚至是猕猴桃的 2~3 倍，所以又被称为"维生素 C 之王"。日常生活中我们也常看到沙棘的身影，沙棘汁、沙棘膏等都是由沙棘制成的产品。

沙棘不宜与油腻辛辣的食物一同食用，会降低其营养价值。

10. 花椒

本品为芸香目芸香科花椒属植物青椒（*Zanthoxylum schinifolium* Sieb. et Zucc.）或花椒（*Zanthoxylum bungeanum* Maxim.）的干燥成熟果皮。

花椒是日常生活中经常用到的调味料，在食疗方面，花椒可以搭配雪梨等食材制成药膳发挥作用；花椒还可以用来泡脚，起到活血通络的作用；身体有疼痛时，可以用花椒热敷来缓解；口含花椒酒还可以赶走牙痛。总之，花椒在我们日常生活中非常常用且具有功效。

火大的人群不宜食用花椒，容易起痘生疮；孕妇不宜食用花椒，以免引起胎儿异常；花椒食用要适量，过量食用会出现乏力等症状。

11. 麦芽

本品为禾本科植物大麦（*Hordeum vulgare* L.）的成熟果实经发芽干燥的炮制加工品。

麦芽是一种常见的中药，麦芽分为生麦芽、炒麦芽和焦麦芽。生麦芽有回乳、疏肝解郁的作用，哺乳期的妇女要谨慎食用；炒麦芽性较温和，更适合健脾消食；焦麦芽具有更强的导滞作用，善于消化食物积滞。以麦芽入膳的药膳在日常生活中也非常常见，麦芽可以用来做茶、煲粥、煲汤等。

脾胃虚寒没有积滞者不宜食用生麦芽。

12. 枣

药食同源品种目录中的枣有三种，分别是大枣、黑枣和酸枣，其中只有大枣被收入《中华人民共和国药典》（2020 年版）中。大枣为鼠李目鼠李科枣属植物枣（*Ziziphus jujuba* Mill.）的干燥成熟果实。黑枣又名君迁子，是柿目柿科柿属植物君迁子的果实。酸枣属鼠李目鼠李科枣属植物，是枣的变种之一，又称为棘、山枣。

大枣能够为人体提供所需的维生素和蛋白质等物质，大枣自古以来就被列为五果之一，最突出的特点就是其维生素含量极高，被誉为"天然维生素丸"；酸枣味道酸甜，维生素 C 含量是大枣的 2~3 倍；黑枣对病后体虚的人有很好的滋补作用，是传统补肾食品"黑五类"之一。

因大枣枣皮不容易消化，所以一天不能过多食用大枣；牙齿疼痛者不宜食用酸枣，会加重病情；黑枣不可过多食用，会引发胃酸过多。

13. 罗汉果

本品为葫芦目葫芦科罗汉果属植物罗汉果［*Siraitia grosvenorii*（Swingle）C. Jeffrey ex A. M. Lu et Z. Y. Zhang］的干燥果实。

品质好的罗汉果没有异味，果皮薄，味道清新香甜，在日常生活中经常泡水喝，可以治疗咽喉炎等症。罗汉果还被加工成一些保健品，如罗汉果酒、罗汉果浸膏、罗汉果饮料等。罗汉果还可以制成食品甜味剂，出口欧洲、亚洲、美洲的各个国家，受到了广泛的关注，获得了消费者的喜欢。罗汉果维生素 C 含量较高，拥有丰富的营养价值。

罗汉果泡水不可以长期服用，会导致胃肠功能下降，诱发一些疾病。

14. 青果

本品为芸香目橄榄科橄榄属植物橄榄（*Canarium album* Raeusch.）的干燥成熟果实。

青果在我们的印象中经常被用来榨油或直接食用，但实际上青果也非常适合应用在药膳之中。青果含有大量的维生素 C、维生素 E，可以用来预防胃癌，维持血管健康，还具有化痰利咽的功效。在我国部分地区还有腌制青果的习惯，腌制过后，青果的味道发生了一些改变，吃不惯青果味道的，可以尝试腌制品，别有风味。

青果自身的含酸量就很高，不宜与酸味食物一起食用，会引发胃酸过多，损害胃部健康；青果中含有鞣质，不可与高钙食物一起吃，会生成难以溶解的物质，影响肠胃的吸收；大便秘结、脾胃虚寒者要谨慎食用青果。

15. 枸杞子

本品为管状花目茄科枸杞属植物宁夏枸杞（*Lycium barbarum* L.）的干燥成熟果实。

现在医学研究表明，枸杞子中含有丰富的维生素、胡萝卜素、甜菜碱、氨基酸等，可以降血糖、降血压、抗疲劳、延缓衰老、调节免疫功能、美容养颜，还能明目。枸杞子作为食物，可以生吃，也可以煎煮、炖汤、泡酒、熬膏等，有很高的营养价值。

枸杞子湿热功效较强，感冒发烧、身体内有炎症、脾胃虚弱、腹泻的人群不宜食用，以免加重病症。

16. 栀子

本品为茜草目茜草科栀子属植物栀子（*Gardenia jasminoides* Ellis.）的干燥成熟果实。

栀子中富含丰富的氨基酸和营养物质，其营养结构与蜂王浆类似。栀子的黄色也是一种天然的染色剂，经常被应用于食品加工中。在平时的生活中，栀子经常被拿来泡茶，女性喝栀子泡的茶可以降燥、降肝火。

栀子性味比较寒凉，脾胃比较虚弱的人群不宜食用栀子。

17. 砂仁

本品为姜目姜科豆蔻属植物阳春砂（*Amomum villosum* Lour.）、绿壳砂（*Amomum villosum* Lour. var. xanthioides T. L. Wu et Senjen）或海南砂（*Amomum longiligulare* T. L. Wu）的干燥成熟果实。

小儿脾胃功能不够健全，一旦饮食失调，就会造成脾胃的损伤，引发肠胃的疾病。用砂仁煲汤食疗，可以治疗小儿的消化不良、厌食、泄泻等症。在东方一些国家，砂仁还是非常重要的调味品，是制作咖喱菜的佐料。

阴虚有热的患者不宜服用砂仁；气虚、肺气喘憋的病人也不能食用。

18. 香橼

本品为无患子目芸香科柑橘属植物枸橼（*Citrus medica* L.）或香圆（*Citrus wilsonii* Tanaka）的干燥成熟果实，又称为枸橼或枸橼子。

成熟的香橼既可观赏，又可食用，纳西人家常将其加工为蜜饯，用以待客。香橼干片有清香气，味略苦而微甜，它与佛手的性味功效相似，中医认为它与佛手可以互相代替发挥作用。

阴虚血燥及孕妇气虚的人群需要谨慎食用香橼。

19. 桑葚

桑葚为荨麻目桑科桑属植物桑树（*Morus alba* Linn.）的成熟果穗。桑葚最早出现在 2000 多年前的《诗经》中。桑葚有着不同的颜色，不同的颜色代表不同的品种，分别是黑桑葚、红桑葚和白桑葚。

桑葚中富含丰富的维生素以及人体所需的氨基酸，还含有大量的果糖，在饥饿状态下食用可以起到补充体力的作用。桑葚可直接食用鲜果，但因鲜果不便保存所以经常被制作成桑葚干，方便长期保存和食用。桑葚有的功效桑葚干也有，一般直接被用来泡水喝，也可以用来一起炖煮食物、煲粥、泡酒，是非常有名的药食同源食材。

脾虚者不宜多吃桑葚，桑葚性寒，会加重腹泻；糖尿病人不建议食用桑葚。

20. 覆盆子

本品为蔷薇科植物华东覆盆子（*Rubus chingii* Hu）的干燥果实。夏初果实由绿变绿黄时采收，除去梗、叶，置沸水中略烫或略蒸，取出，干燥。

在日常生活中，覆盆子最简便的食法就是泡水喝。覆盆子泡水喝有健脑益智、固精缩尿、抗菌消炎、美容养颜等功效，还能够降低血压、促进血液循环。肾阳亏虚的患者可以经常饮用覆盆子泡的水，帮助缓解不适的症状。覆盆子还可以用来制作药膳和饮品，如覆盆子黄精枸杞茶、覆盆子米粥、覆盆子益肾明目酒、覆盆子猪肚汤等。

覆盆子性温，容易上火者不宜食用，小便不利者不可以食用，肾虚有火者谨慎食用。

21. 草果

本品为姜科植物草果（*Amomum tsaoko* Crevost et Lemaire）的干燥成熟果实。秋季果实成熟时采收，除去杂质，晒干或低温干燥。

在日常生活中，草果经常作为调味香料，在烹制鱼类、肉类时加入草果，味道会更加鲜美。草果可以去除腥膻味，还可以解酒毒、去口臭。整颗的草果具有很强的去腥能力，可以促进香味以及在麻辣配方中提升香气。

气血亏虚的患者不可食用草果。

22. 益智仁

本品为姜科植物益智（*Alpinia oxyphylla* Miq.）的干燥成熟果实。夏、秋间果实由绿变红时采收，晒干或低温干燥。

益智仁在药膳及饮品中应用广泛，可以制成益智仁缩尿茶、益智仁鸭汤、益智仁和中汤、茯苓益智仁粥等。

阴虚火旺的人或者因热而患遗滑崩带者忌服益智仁。

23. 化橘红

本品为芸香科植物化州柚（*Citrus grandis* 'Tomentosa'）或柚［*Citrus grandis*（L.）Osbeck］的未成熟或近成熟的干燥外层果皮。

除了治疗疾病，化橘红还可被制成日常防病养生保健的药茶，2~3d 喝一次，具有消食、通肠胃、防咳嗽等作用。尤其是抽烟较多的朋友，喉咙内常有痰液积聚，不妨多喝化橘红茶祛痰。

化橘红一般不建议长期服用，体虚、肺热及对化橘红过敏者要谨慎服用。

24. 山茱萸

本品为山茱萸科植物山茱萸（*Cornus officinalis* Sieb. et Zucc.）的干燥成熟果肉。秋末冬初果皮变红时采收果实，用文火烘或置沸水中略烫后，及时除去果核，干燥。

将山茱萸洗净，与粳米同入砂锅内煮粥，可以缓解胃部受寒邪侵扰引起的疼痛不适；如果同时加入姜丝和葱白，可以起到暖胃的作用，缓解胃部受寒的效果非常显著。

具有湿热体质的人群不建议服用山茱萸，怀孕的女性不建议服用山茱萸。

25. 橘红

橘红为芸香科植物橘（*Citrus reticulata* Blanco）及其栽培变种的干燥外层果皮。通常在秋末冬初果实成熟后采收，用刀削下外果皮，晒干或阴干。

橘红富含柚皮苷、黄酮素、挥发油等成分，这些物质共同作用，能够发挥祛痰止咳效果。除了可舒缓喉咙不适外，橘红还可以解腻消脂。

橘红有多种吃法，如煲汤、泡茶、泡水等，能够灵活应对各种咽喉不适场景。

橘红不能长期过量服用。

26. 黑胡椒

黑胡椒为胡椒科植物胡椒（*Piper nigrum* L.）的干燥近成熟或成熟果实。秋末至次年春季采收，晒干后为黑胡椒。黑胡椒中主要含有酰胺类生物碱以及单萜、倍半萜类化合物。胡椒的主要活性成分胡椒碱，能通过影响凋亡信号的激活和抑制细胞周期的进程，起到抑制癌细胞增殖的作用。胡椒碱对 P-糖蛋白活性具有抑制作用，能够逆转癌细胞的多药耐药性，可作为多种化疗药物的生物增强剂。胡椒碱还可以抑制细胞炎症，抑制 T 淋巴细胞的增殖而不影响细胞活力。

黑胡椒广泛应用于食品、药品、化妆品领域。黑胡椒属于辛辣刺激性物质，食用后可能引起胃黏膜充血，消化系统溃疡患者不宜食用。

27. 橘皮

橘皮为芸香科植物橘（*Citrus reticulata* Blanco）及其栽培变种的干燥成熟果皮。橘皮中主要成分为黄酮类化合物，主要包括黄酮苷、多甲氧基黄酮化合物等，其中多甲氧基黄酮类物质具有理气助消化的功效，并能双向调节胃肠运动。

橘皮除泡水作为橘皮茶外，市面上还有橘皮精油、橘皮桃胶果冻、橘皮啤酒等，还可被制成药膳，如橘皮竹茹汤、橘皮茯苓粥等；橘皮还可用作日常炒菜炖肉的调味品，可以使肉质更加酥烂。

身体出现胃火或气虚的人切勿服用，容易导致病情加重。橘皮中含有多种酶，服用药物期间尽量避免食用橘皮，以免减轻药效。孕妇禁服。

28. 荜茇

荜茇为胡椒科植物荜茇（*Piper longum* L.）的干燥近成熟或成熟果穗。荜茇中含有生物碱、萜类、挥发油类、固醇类等 50 多种有效成分，具有调血脂、抗肿瘤、抗氧化、保肝、抗炎等作用。荜茇精油具有抑菌作用，为化妆品中常用的天然原料成分，荜茇提取物添加在牙膏中有防龋齿的作用。

荜茇也被人们用于制作药膳，如砂仁荜茇桔鱼汤、荜茇粥等。

荜茇中含有一定量的尿酸，如食用过量可能会导致尿酸过多，引起头晕、恶心等症状，因此食用荸荠应注意用量；荸荠中含有荸荠碱等生物碱类物质，对人体有一定毒性，会引起腹泻、呕吐等不良反应，因此食用荸荠时要确保煮熟。

（三）种子类

种子类药食同源品种见表2-3。

表2-3　　　　　　　　　　种子类药食同源品种

植物名称	主产地	主要功效
刀豆	我国长江以南各省区均有栽培	温中下气、止呕逆、益肾
白果	分布广泛，东北地区、华东地区、西南地区都有分布	敛肺平喘、收涩止带
白扁豆	分布于我国辽宁、四川、贵州、河南、山东、江苏、浙江、江西、福建、台湾、云南等地	健脾化湿、和中消暑
龙眼肉	主要出产于我国的南方，广东、福建、台湾、广西等地	养心安神、补益心脾
决明子	主要产地有广西、四川、安徽、浙江、广东等地	清肝明目、润肠通便、降脂降压
肉豆蔻	我国台湾、广东等地区有引进栽培	涩肠止泻、温中行气、健脾补胃
杏仁	主要产自东北地区、华北地区	止咳平喘、收敛肺气
芡实	主产于湖南、湖北、江苏、山东	补脾止泻、益肾固精、除湿止带
郁李仁	主要出产于东北三省、内蒙古、山东、河北	利水消肿、润肠通便
胖大海	主要分布在海南、广东、广西、云南等地	清咽利喉
桃仁	在我国大部分地区都有产出，主产于北京、陕西、四川等地	活血行瘀、润肠通便
莱菔子	全国各地均有栽培	消食除胀、降气化痰
莲子	在我国各省份都有分布	补脾止泻、养心安神、益肾固精
淡豆豉	全国各地均有栽培	透散表邪、宣散郁热
紫苏子	在我国各个地区都有出产	降气化痰、止咳平喘、润肠通便
黑芝麻	分布于安徽、湖北、贵州、云南、广西、四川等地	润肠通便、益血通乳、滋肝补肾
薏苡仁	福建、河北、辽宁主产	利湿健脾、舒筋除痹、清热排脓
黄芥子	分布于东北、内蒙古、四川、江苏、甘肃	润肺化痰、消肿止痛、温中散寒、利水化痰
榧子	分布于安徽、浙江、江苏、江西、福建、湖南及贵州	杀虫消积、润肺止咳、润燥通便
酸枣仁	分布于辽宁、内蒙古、河北、河南、山东、陕西、山西、甘肃、安徽、江苏	宁心、安神、养肝、敛汗
红小豆	华北、东北、黄河及长江中下游地区	利水消肿、清热解毒、健脾养胃
枳椇子	华北、西北、华东、中南、西南及台湾	清热利尿、润汤通便

1. 刀豆

刀豆是蔷薇目豆科菜豆族植物刀豆［*Canavalia gladiata*（Jacq.）DC.］的干燥成熟种子，又称为刀鞘豆、大刀豆、马刀豆、刀豆子等，都是根据其形状来取的名字。

刀豆，味道爽脆可口，是餐桌上的常客。其含有丰富的蛋白质和人体所需的氨基酸、糖类、维生素、膳食纤维等营养成分，经常被用来同鸡肉、猪肉一同炖煮。刀豆可以帮助肠胃蠕动，帮助消化，从而增进食欲。经常食用刀豆，还可以提高人体免疫力。

刀豆中含有有害成分，只有在煮熟透的情况下才能将其破坏，所以食用刀豆一定要将其煮熟透，以免中毒。

2. 白果

白果是银杏目银杏科银杏属植物银杏（*Ginkgo biloba* L.）的干燥成熟种子。因其形似小杏而核色白所以称白果。

白果营养丰富，味道香甜细软，口感极佳，对身体健康有很大的益处。白果可以防止高血压、高血脂和脑功能类的疾病，还能美容养颜。

白果中含有一种类似鹰碱的物质，具有毒性，应避免生吃，炒熟后可使其毒性降低，但仍不可食用过多。

3. 白扁豆

白扁豆是豆目豆科扁豆属植物扁豆（*Dolichos lablab* L.）的干燥成熟种子。

白扁豆具有很高的营养价值，含有大量的蛋白质、维生素、脂肪以及糖类与微量元素等多种营养成分，因此食用白扁豆能满足身体对不同营养成分的需要，也能促进身体代谢。

白扁豆有一定的毒性，要煮熟后食用，否则会引发中毒。体内有寒气的人群不宜食用白扁豆。不可过量食用白扁豆，否则会导致气滞、腹部胀痛。

4. 龙眼肉

龙眼肉别名桂圆，是无患子科植物龙眼（*Dimocarpus longan* Lour.）的假种皮。因其形似传说中龙的眼睛，所以得名。

龙眼肉是家喻户晓的药食同源物质，它口感甘甜、安全无毒、物美价廉，所以特别适合人们日常生活中的滋补。向来有"北有人参，南有桂圆"的说法。可见龙眼肉在生活中发挥的作用。贫血、血虚的人可以食用一些含有龙眼肉的药膳。

龙眼肉中葡萄糖含量较高，糖尿病患者不宜食用；桂圆能助火化燥，阴虚内热有痰火的人，不宜食用；孕妇不宜食用桂圆，以防胎动不安，甚至早产；食用桂圆要适量，以免过量食用引起上火。

5. 决明子

本品为蔷薇目豆科决明属植物钝叶决明（*Cassia obtusifolia* L.）或决明（小决明）（*Cassia tora* L.）的干燥成熟种子。

决明子顾名思义，具有明目的功效。在日常生活中，决明子一般搭配其他食材来泡茶或煲汤，或将决明子放置于枕头中，也可以起到一定的作用。

脾胃虚寒的患者不宜长期服用决明子；决明子会引起子宫收缩，孕妇和先兆流产者不可以食用。

6. 肉豆蔻

本品为毛茛目肉豆蔻科肉豆蔻属植物肉豆蔻（*Myristica fragrans* Houtt.）的干燥种仁。

肉豆蔻具有解酒的功效，还可以用来治疗脾胃虚寒、食少呕吐、久泻久痢等症。肉豆蔻作为生活中一种常用的香料，经常与其他香料一同使用来卤、煮、炒或用其他方式烹制菜肴。在西餐中肉豆蔻粉也经常被用来制作甜点、饮品和菜肴，可以为食物增香。

肉豆蔻不宜过量食用，会引起中毒；有胃火、牙齿疼痛的人群也不宜食用；孕妇及婴幼儿不宜食用。

7. 杏仁

杏仁为蔷薇科落叶乔木植物杏（*Prunus armeniaca* L.）或山杏的种子。杏仁分为甜杏仁和苦杏仁，甜杏仁也称南杏仁，大多用来食用。苦杏仁有小毒，大多入药。

杏仁可以作为茶点，在国外经常被用来解酒。在外国传统的食品中，有很大的一部分都有杏仁的加入，如杏仁糖、杏仁果酱、杏仁蛋糕等。在我国杏仁更是重要的食疗物，经常被用来煲汤制作茶点。杏仁中富含蛋白质和脂肪，可以美容养颜。用杏仁制成手霜、面膜等可以使皮肤光滑、红润、细腻。

苦杏仁中含有苦杏仁苷，被人体分解会生成有毒物质，未经加工的苦杏仁毒性较强，不可生食，加工后的苦杏仁也不可以过量食用，以免中毒。

8. 芡实

本品为毛茛目睡莲科芡属植物（*Euryale ferox* Salisb.）的干燥成熟种仁，又被称为鸡头米、乌头、鸡头果等。

芡实具有"水中人参"的美誉，营养价值极高，拥有丰富的氨基酸、蛋白质、碳水化合物、维生素等。日常生活中有脾虚、肾虚等症状的患者，可以多食用由芡实制成的药膳。

火盛、容易上火的人不适合食用芡实；食滞不化、大小便不利者不宜食用芡实；芡实具有收涩作用，妇女产后、便秘患者不宜食用芡实；芡实虽有营养，但不宜过多食用，否则难以消化。

9. 郁李仁

本品为蔷薇科植物欧李（*Prunus humilis* Bge.）、郁李（*Prunus japonica* Thunb.）或长柄扁桃（*Prunus pedunculata* Maxim.）的干燥成熟种子。

在日常生活中可以食用郁李仁从根本上调理身体，郁李仁对身体的副作用比较小，安全性是比较高的。

脾虚泄泻者和孕妇不可食用郁李仁。

10. 胖大海

本品为锦葵目梧桐科苹婆属植物胖大海（*Sterculia lychnophora* Hance）的干燥成熟

种子。

胖大海我们非常熟悉，从事老师、播音员等职业的人特别容易声音嘶哑，这时用胖大海泡水喝下可以缓解。其相关的保健品也非常受欢迎，如胖大海含片、胖大海清咽糖等，对于缓解咽喉肿痛、声音嘶哑有非常好的效果。胖大海虽然可以清咽利喉，但不是所有类型的声音嘶哑使用胖大海都有效。胖大海主要治疗由风热引起的声音嘶哑，由烟酒过度刺激、声带息肉等疾病引发的声音嘶哑，胖大海不能治疗。

胖大海药性寒凉，脾胃虚弱的人不宜过多食用，否则会引起厌食、腹痛等副作用；胖大海可以促进小肠蠕动，腹泻患者不宜食用，以免加重病情。

11. 桃仁

本品为蔷薇目蔷薇科樱桃属植物桃 [*Prunus persica*（L.）Batsch] 或山桃 [*Prunus davidiana*（Carr.）Franch.] 的干燥成熟种子，又名扁桃仁、毛桃仁、大桃仁。

桃仁可以食用，但一定要处理好。桃仁中含有有毒性的苦杏仁素，不能直接食用，过量摄取此毒素可能会导致死亡。桃仁需要用开水浸泡，煮沸，加工成半成品食用。桃仁可代替杏仁食用，食用方法也相类似。但一次也不可以多食。桃仁中含有丰富的维生素 E，可以延缓衰老。

桃仁属于温热补性药材，气血不通的患者不建议食用，以免导致病情加重；桃仁温热滋补，气血虚浮的人不建议食用，以免出现虚不受补的现象；桃仁不宜过量食用，以免出现中毒反应。

12. 莱菔子

本品为罂粟目十字花科莱菔属植物萝卜（*Raphanus sativus* L.）的干燥成熟种子，又被称为萝卜子、芦菔子等。而之所以称之为"莱菔子"，其实与萝卜本身的名字变迁有关。萝卜最早的名字是"芦菔"，接着称为"莱菔"，而后才被称为萝卜，莱菔子的名字就此诞生。

莱菔子用醋研磨后外敷可消除肿毒。莱菔子汤液带有甜辣味，有萝卜气味，可以用来制作药膳、菜肴、火锅、饮料、药酒等。莱菔子与其他中药相搭配可以减脂减肥，帮助治疗冠心病，一系列莱菔子产品受到广大群众的喜欢。

莱菔子药力较强，不可过度服用，以免耗气；气血虚弱、无食积的患者也不宜食用。

13. 莲子

本品为毛茛目睡莲科莲属植物莲（*Nelumbo nucifera* Gaertn.）的干燥成熟种子。

在市场上，有许多根据莲子的药用价值开发出来的食品，如饮料、罐头、酒、点心等。由莲子制成的酸奶既能调节人体肠道菌群，还能降低胆固醇、预防心血管疾病；莲子搭配其他几位中药制成的饮料，可以清热降火；由莲子制成的银耳莲子羹，可以滋阴润燥、淡化色斑、预防肥胖，使人们保持苗条的身材，还能够保护心脏，深受女性消费群体的喜欢。

莲子属于寒凉食物，不宜大量食用，以免出现腹泻症状；因莲子的清热解毒效果较强，身体虚寒的人不宜服用莲子，以免加重体寒的情况。

14. 淡豆豉

本品为豆目豆科大豆属植物大豆［*Glycine max*（L.）Merr.］的干燥成熟种子（黑豆）的发酵加工品，始载于《名医别录》。

淡豆豉有改善人体抑郁的特殊效果，如果患者出现神经压力大、心智不顺畅，淡豆豉可以作为辅助治疗物。豆豉起源于民间，至今已有 1000 多年的历史，是南方地区家里的日常食品，可以用于日常烹饪。

脾胃功能差的患者不宜食用豆豉；体内有寒邪者也不适宜食用。

15. 紫苏子

本品为唇形目唇形科紫苏属植物紫苏［*Perilla frutescens*（L.）Britt.］的干燥成熟果实。

紫苏子就是我们常说的苏子，常用来榨油，榨出的油有一股特殊的香气，它还是一种非常常用的调味品，可以去腥提鲜。平时生活中可以将紫苏子炒熟压碎，放在米粥中食用或者制作面食时加入一点，这样做出的面食口感更好。

肠胃虚弱经常拉肚子的人不宜服用；气虚久咳和阴虚喘逆的人群，不宜服用紫苏子。

16. 黑芝麻

本品为芝麻科植物芝麻（*Sesamum indicum* L.）的干燥成熟种子。秋季果实成熟时采割植株，晒干，打下种子，除去杂质，再晒干。

黑芝麻在日常生活中非常常见，可以在炒菜时加入，也可以制成食疗方，如黑芝麻木耳茶，可以凉血止血；黑芝麻杏仁糊，可以健脾补肾；黑芝麻糕，可以补血、润燥、润肠……还有黑芝麻丸等黑芝麻制成的产品。

患有慢性肠胃炎的患者谨慎食用，黑芝麻不适宜与鸡肉一同食用。

17. 薏苡仁

本品为禾本科植物薏米［*Coix lacryma-jobi* L. var. mayuen（Roman.）Stapf］的干燥成熟种仁。秋季果实成熟时采割植株，晒干，打下果实，再晒干，除去外壳、黄褐色种皮和杂质，收集种仁。

薏苡仁是消暑圣品，具有"生命健康之友的美誉"，可以促进消化吸收、治疗消化不良、清热利尿，还具有防癌的作用。

孕妇不宜食用薏苡仁，肠胃功能不好者不可以食用薏苡仁。薏苡仁性凉，阴虚者不可食用薏苡仁。

18. 黄芥子

黄芥子是十字花科植物芥［*Brassica juncea*（L.）Czern. et Coss.］的干燥成熟种子。其首载于《名医别录》，被列为上品，具有温肺、利气、散结通络的功效。

黄芥子在生活中常用来榨油，黄芥油具有色亮、味美、质优的特点，且含有不饱和脂肪酸，可以很好地被人体吸收。黄芥油还具有一定的延缓衰老、软化血管的功效，榨油后的油渣还可作为家禽饲料，具有很高的营养价值。

黄芥子性温，阴虚火旺者及孕妇不宜服用。黄芥子含有少量毒性物质，不宜大量服用，易出现恶心、呕吐、腹痛等不良反应。

19. 榧子

榧子为红豆杉科植物榧（*Torreya grandis* Fort.）的干燥成熟种子。榧子中富含脂肪、蛋白质、碳水化合物等，其中脂肪多含不饱和脂肪酸，并含有 19 种氨基酸和 192 种矿物元素。榧子油具有调节血脂、降低胆固醇的作用，还可以软化血管，促进血液循环，调节老化的内分泌系统，还有预防动脉粥样硬化的作用。

榧子可润肠通便，腹泻者不宜食用；榧子中含有的生物碱有促进宫缩的作用，因此孕妇应谨慎食用。

20. 酸枣仁

酸枣仁为鼠李科植物酸枣［*Ziziphus jujuba* Mill. var. spinosa（Bunge）Hu ex H. F. Chou］的干燥成熟种子。酸枣仁主要含有脂肪油和蛋白质以及固醇类化合物，具有养心安神的作用。

市面上常见的酸枣仁产品为酸枣仁茶、酸枣仁蜜等，如今还开发出了多种其他酸枣仁制品，如以酸枣仁、百合、黑枣、桑葚、黑枸杞和葡萄籽为原料经植物乳杆菌发酵制成的酸枣仁百合发酵液；以红枣渣为原料，与酸枣粉复配制得的功能性咀嚼片；以红参、燕窝、酸枣仁为主要原料制成的红参-燕窝-酸枣仁复合助眠饮料等。

酸枣仁具有酸涩收敛的作用，对于体内有实邪的患者食用酸枣仁可能造成实邪在体内留积，因此应谨慎食用；酸枣仁有一定润肠通便的作用，脾虚泄泻的人慎重食用酸枣仁。

21. 红小豆

红小豆［*Vigna umbellata*（Thunb.）Ohwi et Ohashi］又名赤小豆、饭豆等，是一种宝贵的药食同源资源，富含多种氨基酸、B 族维生素及铁、钙、钾、磷等矿物质元素，并富含膳食纤维。中医认为，红小豆可以清热解毒、消肿利尿，又有健脾养胃、顺气除烦等作用，可用于治疗脾虚水肿、小便不利等症。

红小豆含有其他豆类缺乏的三萜皂苷等成分，因此具有解毒、利尿、补血等功效。近年来的研究发现红小豆具有抗癌降压、控制血糖、抗氧化等作用。红小豆的碳水化合物含量约为 63.4%，可部分代替粮食。红小豆种皮中含有的多酚、皂苷、单宁等多种生物活性物质具有显著的抗氧化作用，可以清除体内有害的自由基，且抗氧化能力较为稳定。

我国红小豆的加工产品主要有豆沙、羊羹、红小豆饮料、红小豆粉等。红豆沙的主要成分为红小豆和白砂糖，为方便糖尿病患者食用，可用木糖醇和麦芽糖醇代替白砂糖。红小豆还被制成了红小豆纤维饮料，在保留红小豆独特口感的同时最大程度保留了红小豆中的纤维素类成分，可增加胃肠蠕动。现今市面上还有很多利用红小豆为主要原料制作的食品，如冰沙、冷饮、软糖、米饼等。

红小豆含有较多的淀粉和蛋白质，会加重消化系统的负担，因此消化系统功能较弱的人慎服红小豆。红豆有利尿作用，因此尿频的人不宜过多食用。红小豆含有皂角苷，会增加肾脏和心脏的负担，患有肾脏疾病或心脏病的人食用前应咨询医生的建议。

22. 枳椇子

枳椇子为鼠李科枳椇属植物北枳椇（*Hovenia dulcis* Thunnb.）、枳椇（*Hovenia acerba* Lindl.）和毛果枳椇（*Hovenia trichocarpa* Chun et Tsiang）的成熟种子。也可用带花序轴的果实。

枳椇子主要含生物碱类成分，如异欧鼠李碱，枳椇碱 A、B，黑麦草碱等；还含有皂苷类成分，如北枳椇苷 A_1、A_2，北枳椇皂苷元 A、B，北拐枣皂苷 I~V 等；以及黄酮类成分，如双氢山柰酚、槲皮素、落叶黄素、杨梅黄素等。枳椇子上具有保肝、解酒、抗肝纤维化、降压、降脂、抗疲劳等作用。

生活中，枳椇子可用于泡茶、煲汤、做菜，例如枳椇子茶、枳椇猪肺汤、枳椇子四莓汤、菱角枳椇子瘦肉汤等。

枳椇子有一定的清热作用，脾胃虚寒者服用后可能会加重原有症状。

（四）草类

草类药食同源品种见表 2-4。

表 2-4　　　　　　　　　　草类药食同源品种

植物名称	主产地	主要功效
小蓟	在我国除西藏、广西、云南等地区外都有分布	提高人体免疫力，通利小便
马齿苋	在我国南北各个地区都有分布	清热解毒、凉血止血、止痢
鱼腥草	主要分布在我国的西南部、中部及东部地区	清热解毒、健胃消食、化痰止咳、利尿除湿
香薷	在全国多数地区都有分布	发汗解表、化湿和中、利水消肿
淡竹叶	分布在我国河南、安徽、浙江、福建、台湾、江西、湖北、贵州、云南等地	清热泻火、除烦、利尿
菊苣	分布于我国北京、黑龙江、辽宁、山西、陕西、新疆等地区	清热解毒、利尿消肿、健胃
紫苏	在我国各个地区都有出产	解表散寒、行气和胃，紫苏梗可以理气宽中、止痛、安胎
薄荷	主要以江苏、安徽两省产量最大	疏散风热、解毒透疹、清利头目
蒲公英	在全国大部分地区均可见	清热解毒、利尿通淋、强壮骨骼

1. 小蓟

小蓟，又名刺儿菜，为菊目菊科蓟属植物刺儿菜［*Cirsium setosum*（Willd.）MB.］的干燥地上部分。

小蓟是一种营养价值丰富的野菜，在我国的绝大部分地区都可以发现。将小蓟作为食材的食用方式有很多种，可以凉拌、做馅等。食用小蓟可以提高人体的免疫力、通利小便、预防心脑血管疾病，还有一定的减肥效果。在日常生活中我们将其泡水喝，也可以起到一定的作用。将小蓟炒炭制成小蓟炭，可以用来止血。

脾胃虚寒者不可食用小蓟。

2. 马齿苋

马齿苋作为食物和药物在我国拥有悠久的历史，因为它的叶青、梗赤、花黄、根白、籽黑，象征木、火、土、金、水五行，所以又称为五行草。它是石竹目马齿苋科马齿苋属植物马齿苋（*Portulaca oleracea* L.）的干燥地上部分。

马齿苋性寒、凉，味微酸，带有黏性，具有清热解毒、散血消肿、止泻解酒的作用，可以用来治疗痢疾、肠炎、痔疮等疾病，还具有驱虫的效果。其种子还可以明目。马齿苋纯天然、无公害、高营养，受到广大群众的喜欢，用其开发的保健食品有很多，如马齿苋汁、马齿苋干粉等。在日常生活中，马齿苋也常被用来煮粥、包馅、凉拌，是人们喜欢的常见的药食同源植物。

马齿苋性寒，还具有滑肠作用，脾胃虚寒、慢性脾虚泄泻的患者不宜食用。马齿苋具有滑利的功效，孕妇不宜过多食用。

3. 鱼腥草

本品为胡椒目三白草科蕺菜属植物蕺菜（*Houttuynia cordata* Thunb.）的新鲜全草或干燥地上部分。鱼腥草又被称为折耳根，《本草纲目》中记载它的叶子有腥气，所以称为鱼腥草。

鱼腥草在我国有着悠久的食用历史，早在 2000 多年前遇到荒年时百姓就靠鱼腥草充饥渡过难关。鱼腥草是中医眼中的天然抗生素，目前用鱼腥草还开发出了一系列食品。鱼腥草作为饮品制成茶包，可以清肺止咳、消食。鱼腥草还可以作为调味品出现在休闲食品中。近年来，鱼腥草的出口量得到了明显的提升，且出口的价格要高于国内的价格，具有良好的市场。

鱼腥草性寒凉，脾胃虚弱的人不宜食用；鱼腥草具有降压效果，血压低的患者不宜食用；鱼腥草清热泻火，阳虚体质的人也不宜食用，以免加重病情。

4. 香薷

本品为管状花目唇形科香薷属植物石香薷（*Mosla chinensis* Maxim.）或江香薷［*Mosla chinensis*（Jiangxiangru）］的干燥地上部分。

香薷可以用于食疗药膳中。古诗中曾记载取少量香薷加入锅中，加入少量清水煎煮取汁，再用汁水熬煮米粥，这样的药膳可以帮助缓解夏季内伤暑湿导致的疾病。

表虚和无表邪者不可食用香薷；气虚火盛的患者也不宜服用。

5. 淡竹叶

本品为禾本目禾本科淡竹叶属植物淡竹叶（*Lophatherum gracile* Brongn.）的干燥茎叶。

淡竹叶煮粥服食或煎汤泡茶服用，可以清热利湿、除烦安神，还可以预防夏季中暑。在日常生活中，淡竹叶经常搭配其他中药和食材，出现在食疗药膳中。

体虚有寒、肾虚尿频者不可食用淡竹叶。

6. 菊苣

菊苣是桔梗目菊科菊苣属植物菊苣（*Cichorium intybus* L.）的干燥地上部分或根，是维吾尔族习用药材。

菊苣具有非常高的价值，它浑身都是宝，经过软化栽培后的菊苣清脆爽口、味道微苦，被欧美国家当作一种高档的果蔬售卖。菊苣叶中含有丰富的粗纤维；它的茎富含一种名为菊粉的天然多糖，经加工提取，加入牛奶、咖啡、饮料和其他食品中可以改善风味、增加膳食纤维摄入。

菊苣性凉，脾胃虚寒者慎用，否则会造成肠胃不适。

7. 紫苏

紫苏［*Perilla frutescens*（L.）Britt.］为唇形目唇形科紫苏属植物。紫苏一身都是宝，紫苏子、紫苏叶、紫苏梗都是中药。

紫苏叶颜色鲜艳，是日常生活中食用最多的部分。紫苏叶有一种特殊的清香，可以生吃，也可以做成小菜或者煲汤炖煮。在烹调鱼类菜肴时加入一些紫苏叶可以起到提鲜解腥的作用。紫苏梗一般应用于药膳中，或者制作成饮品，对胃部胀气具有非常好的疗效。

肠胃虚弱经常拉肚子的人不宜服用。

8. 薄荷

本品为唇形科植物薄荷（*Mentha haplocalyx* Briq.）的干燥地上部分，可在夏、秋二季茎叶茂盛或花开至三轮时，选晴天，分次采割，晒干或阴干。

薄荷是生活中非常常用的调料，在做菜时可以加入薄荷，在饮品中加入薄荷可以增加香气。将薄荷、柠檬、蜂蜜调配制成薄荷柠檬水，可以清爽解暑；饮用薄荷茶可以消除疲劳，让人心平气和集中精力。薄荷的茎叶具有特殊的香气，被称为亚洲之香，在很多牙膏产品中都会加入薄荷，可以去除口臭，保持口气清新。

薄荷性寒，不可大量食用，会引发肠胃不适，特别是对脾胃虚寒的人群，可能会引起腹痛、腹泻等症状。薄荷会抑制乳汁分泌，哺乳期的女性不能服用薄荷。薄荷辛散发汗耗气，所以表虚自汗者不能服用。

9. 蒲公英

本品为菊科植物蒲公英（*Taraxacum mongolicum* Hand. -Mazz.）、碱地蒲公英（*Taraxacum borealisinense* Kitag.）或同属数种植物的干燥全草。春季至秋季花初开时采挖，除去杂质，洗净，晒干。

女性在日常生活中可以服用一些蒲公英水，因为蒲公英水具有美容作用，蒲公英的叶子中含有大量蛋白质、微量元素、维生素等，可以改善皮肤，减轻皮炎、湿疹等症状。蒲公英水可以治疗乳痈，产后女性可以服用蒲公英水起到通乳的作用。蒲公英具有抗菌作用，在日常生活中服用一些蒲公英水，对身体也有一定好处。

蒲公英虽好，但不能长期大量服用，如果一次性过多或长期食用，会导致大便次数增多、大便溏稀等症状。脾胃虚寒者不可食用蒲公英。

（五）根茎类

根茎类药食同源品种见表2-5。

表 2-5　　　　　　　根茎类药食同源品种

植物名称	主产地	主要功效
山药	主产地为河南、山西、河北、陕西	益气养阴、固精止带、补脾益肾
玉竹	在我国大部分地区都有分布，主产于河南、辽宁、湖南、浙江等地	养阴润燥、益气养胃、生津止渴
甘草	主要分布在内蒙古、新疆、甘肃、宁夏等地	补脾益气、清热解毒、祛痰止咳、缓急止痛、调和诸药
白芷	主产于浙江、四川、河南、河北	祛风消肿、燥湿、止痛、活血生肌
百合	主产区为湖南隆回、江西泰和等地	养阴润肺、清心安神
肉桂	主要分布于我国的广东、广西地区	滋阴助阳、温经通脉、散寒止痛
姜（干姜、生姜）	姜在全国大部分地区都有出产，主产于贵州、四川等地	温中散寒、回阳通脉
桔梗	主要分布在东北、华北、华东及华中地区	宣肺祛痰、清热利咽、消炎止痒
高良姜	主产于广东、海南等地	温胃散寒、消食止痛
黄精	主要分布在我国黑龙江、吉林、辽宁、山西、宁夏、内蒙古、河南等地	滋肾润肺、补脾益气
葛根	主要分布于湖北、陕西、四川、河南、安徽等地	解肌退热、生津止渴、透疹、升阳止泻、通经活络、解酒毒
当归	分布于甘肃、云南、四川、青海、陕西、湖南、湖北、贵州等地	补血活血、调经止痛、润肠通便
黄芪	主产地为内蒙古、山西及黑龙江等省区，现广为栽培	补气升阳、利水消肿、生津养血
西洋参	原产地为美国和加拿大，中国东北、山东等地也有种植	补气养阴、清热生津
党参	中国各地都有大量栽培	补中益气、健脾益肺、养血生津
姜黄	产自台湾、福建、广东、广西、云南、西藏等省区	温通经脉、活血行气、利胆
天麻	主产地为云南、四川、贵州等地	息风止痉、平抑肝阳、祛风通络
铁皮石斛	安徽西南部、浙江、福建西部、四川、云南东南部	益胃生津、滋阴清热
肉苁蓉	主产于内蒙古、宁夏、甘肃、新疆等省区	补肾阳、益精血、润肠通便
山奈	台湾、广东、广西、云南主产	温中、消食、止痛
藿香	四川、江苏主产	芳香化湿、和胃止呕、祛暑解表
薤白	分布于全国各地（除新疆、青海）	理气宽胸、通阳散结
鲜芦根	分布于全国各地	清热泻火、生津止渴、除烦止呕
鲜白茅根	辽宁、河北、山西、山东、陕西、新疆主产	凉血止血、清热利尿
地黄	主产于河南	清热凉血、养阴生津
麦冬	主产于于浙江、四川	润肺养阴、益胃生津、清心除烦
天冬	主产于贵州、四川、云南、广西	养阴润燥、清肺生津

1. 山药

山药又称薯蓣、山芋、玉延，是薯蓣科植物薯蓣（*Dioscorea opposita* Thunb.）的干燥根茎。

山药素有"小人参"的美誉，在我国的记载中，山药已有3000多年的食用和药用历史。在古代，山药被大家推崇为使人长寿的佳品。它物美价廉、营养丰富，既可作主食，又可作蔬菜，受到广大人民的喜欢。在民间有许多以山药为基础食材烹制的佳肴。食山药可以降低血糖，在降低血糖的同时能够补充机体所缺乏的微量元素。

山药具有收涩、养阴助湿的作用，因而大便燥结、湿盛中满者不宜食用。

2. 玉竹

玉竹是百合目百合科黄精属植物玉竹［*Polygonatum odoratum*（Mill.）Druce］的干燥根茎。

玉竹是难得的滋补佳品，不仅可以作为中药食用，还可以与其他食物搭配，烹饪出美味。玉竹富含维生素E、多糖和黏液物质，最常见的食用方法就是煲汤。秋季是食用玉竹的最佳时节。玉竹的大部分提取物都是无毒无害、纯天然的，十分适合制作成保健产品。

胃有痰湿、气滞者不宜服用玉竹。

3. 甘草

甘草是蔷薇目豆科甘草属植物甘草（*Glycyrrhiza uralensis* Fisch.）、胀果甘草（*Glycyrrhiza inflata* Bat.）或光果甘草（*Glycyrrhiza glabra* L.）的干燥根和根茎。因其具有一定的甜味，所以称为甘草。

甘草可以用来治疗脾胃气虚、咽喉肿痛、支气管炎、过敏等症，还能够加强记忆力和认知能力，在方剂中经常见到它的身影，其目的是用来调和诸药的药性。甘草味道甘甜，常用来制作饮品和煲汤，也可以直接拿来泡水喝。

甘草不宜与海藻、京大戟、红大戟、甘遂、芫花等同用，长期大量服用甘草，可能出现浮肿、血压升高、水钠潴留、血钾降低等不良反应。

4. 白芷

白芷是伞形目伞形科当归属植物白芷［*Angelica dahurica*（Fisch. ex Hoffm.）Benth. et Hook. f.］或杭白芷［*Angelica dahurica*（Fisch. ex Hoffm.）Benth. et Hook. f. var. formosana（Boiss.）Shan et Yuan］的干燥根。

白芷粉可以直接食用，或是搭配其他食物做成饮料或者做菜。白芷非常适合食用，不仅健康，还有保健和美容的作用。白芷是我国烹饪食物不可或缺的一种香料，著名的十三香的配方中就含有白芷，它可以去除异味、增加香味、调节口感、增加食欲。白芷还是有名的美容产品，和其他中药一起制成中药面膜可以活血祛斑、美容养颜。有阴虚火旺或者血热导致的漏下、赤白者，不宜服用白芷。

5. 百合

本品为百合目百合科百合属植物卷丹（*Lilium lancifolium* Thunb.）、百合（*Lilium*

brownii F. E. Brown var. viridulum Baker）或细叶百合（*Lilium pumilum* DC.）的干燥肉质鳞叶，又称为韭番、中庭、摩罗。

百合药食兼用，植株开花有一定的观赏价值。百合以色泽洁白、鳞叶均匀、筋少、味微苦、肉质肥厚者为优。百合含有许多营养成分，富含蛋白质、微量元素，特别适合滋补。百合适合养胃、养肺，容易口干咳嗽、失眠和吸烟人群适合食用。

风寒咳嗽患者不能食用百合，会引发或加重病情；百合性寒，脾胃虚弱者不可食用，以免引起不适。

6. 肉桂

本品为樟目樟科樟属植物肉桂（*Cinnamomum cassia* Presl.）的干燥树皮。

肉桂是我国的国药之一。肉桂不仅有较高的营养价值，还是一味名贵的香料，在西方地区，经常用其烹制甜品、面包和饮品等，在我国经常用桂皮来炖肉煲汤。肉桂可以增强记忆力，帮助新陈代谢，对胃肠道功能有促进作用，还可以保护牙龈健康、改善口腔异味、延缓衰老。

阴虚火旺发热的患者不可食用肉桂；肉桂有活血作用，孕妇不可食用，以免对胎儿造成影响。

7. 姜

药食同源品种品种名单中，姜有干姜和生姜，干姜和生姜都来源于同一种植物——姜目姜科姜属植物姜（*Zingiber officinale* Rosc.）的新鲜根茎。干姜是将鲜姜切片，晒干或低温干燥制成的。

两种姜对人体的作用不一样。干姜没有阴液的牵制，热性猛烈，但不持久，对脾有好处。生姜因有阴液，属于温性，对胃的功效多。日常生活中姜是一种不可或缺的调味品，几乎大部分菜肴都要用到生姜。在一些地区还会把姜切成条、块、片等形状，加入一些盐、糖等佐料进行腌制，直接食用。当寒冷侵袭时，服用姜汤可以促进血液循环，驱散寒邪。生姜中含有的特殊物质可以稀释血液，对降低血压、降低血脂、阻碍血栓的形成有特殊的疗效。

生姜不可一次食用过多，否则会引发口干、喉咙痛等症状。

8. 桔梗

本品为桔梗目桔梗科桔梗属植物桔梗 [*Platycodon grandiflorum*（Jacq.）A. DC.] 的干燥根，又被称为僧帽花、铃铛花等，最早被记载于《神农本草经》中。

桔梗的根茎中含有丰富的蛋白质、维生素、矿物质以及多种营养物质。在部分亚洲地区，桔梗经常被用来炒、拌，还被做成罐头、饮料等加工品来食用。其花朵颜色艳丽，可以用来插花观赏，桔梗是集观赏价值、药用价值、食用价值为一体的植物。

凡气机上逆、呕吐、呛咳、眩晕、阴虚火旺者皆不宜服用桔梗；患有胃溃疡的患者一定要慎用桔梗。

9. 高良姜

本品为芭蕉目姜科山姜属植物高良姜（*Alpinia officinarum* Hance）的干燥根茎。

高良姜虽然作为姜的一种但与生姜不同，其不被当作做菜的调料品直接使用，常用来煮茶或者煮粥。现在高良姜被用来制作高级香水、驱风油、保健饮料等。高良姜中含有一种高良姜多糖，具有保鲜作用，所以高良姜在保鲜方面也有一定的市场。从高良姜中还可以提取出高良姜色素，但目前提取工艺和应用还不够完善。高良姜色素不够稳定，有待进一步的研究。

高良姜性热味辛，内火旺盛的人群不宜食用。

10. 黄精

本品为百合目百合科黄精属植物滇黄精（*Polygonatum kingianum* Coll. et Hemsl.）、黄精（*Polygonatum sibiricum* Red.）或多花黄精（*Polygonatum cyrtonema* Hua）的干燥根茎，按照形状分为"大黄精""鸡头黄精""姜形黄精"。

黄精是我国30大紧缺药材中的一种，因为其用途广泛，在我国的需求量也不断上升。因其作用温和，被开发出许多保健产品如黄精饮料、黄精酒、黄精饼干等。日常生活中黄精经常被拿来泡酒，与其他中药材一起发挥作用。黄精还是天然的防腐剂，在化妆品领域也有一席之地。

黄精属于滋阴药物，脾胃虚弱、脾虚湿盛的人不能食用，以防止出现腹痛、腹泻等症状。

11. 葛根

本品为豆目豆科葛属植物野葛［*Pueraria lobata*（Willd.）Ohwi］的干燥根，习称野葛。

葛根味甘、辛，性凉，归肺、胃、脾经，葛根可解肌退热、生津止渴、透疹、升阳止泻、通经活络、解酒毒。葛根中主要含有淀粉，还含有异黄酮类、三萜类、皂苷类、香豆素类成分及多种氨基酸和微量元素，其中异黄酮类化合物是葛根的主要活性成分。近年来，葛根除葛根粉外还被开发出许多新型产品如葛根饼干、葛根杂粮面条、葛根酸奶、葛根醋、葛根酒、葛根饮料等。

12. 当归

本品为伞形科植物当归［*Angelica sinensis*（Oliv.）Diels］的干燥根。秋末采挖，除去须根和泥沙，待水分稍蒸发后，捆成小把，上棚，用烟火慢慢熏干。

当归是中药中最常用的之一，从古时就有"十方九归"的说法，古人经常用当归作为调理病痛和闭经血虚的药，当归还有血家妙药、妇科圣手的美誉。中药里非常有名的大补气血的千古名方就是由黄芪和当归构成的。当归还经常被添加在精油里，具有缓解痛经、平衡内分泌、调理肌肤、养心安神的作用。

当归性温，使用过程中，应尽量避免与寒凉的食物共同食用。感冒的人群不宜食用。当归会加重喉咙肿痛、咳嗽等症状，体虚的人群不宜食用。当归具有活血作用，处于月经期间的女性不宜食用。

13. 黄芪

本品为豆科植物蒙古黄芪［*Astragalus membranaceus*（Fisch.）Bge. var. mongho licus

（Bge.）Hsiao］或膜荚黄芪［*Astragalus membranaceus*（Fisch.）Bge.］的干燥根。春、秋二季采挖，除去须根和根头，晒干。

黄芪可以补一身之气，力道绵软而缓和，在没有感觉的时候就可以慢慢地把气补起来。因为其温柔的补气之法，所以黄芪在很多药方中使用。经常用黄芪煎汤或泡水制成茶饮用，有防病保健的作用。黄芪在食疗中也有应用，由黄芪、牛肉、党参、大葱等食材制成的黄芪牛肉汤可以预防感冒。

黄芪是补气的中药，不适宜与泄气的中药一起服用。黄芪与杏仁、萝卜等食物一起食用，会降低黄芪的作用。黄芪与玄参相克，不能一起食用。腹胀、气滞湿阻、食积停滞的患者不能服用黄芪。

14. 西洋参

本品为五加科植物西洋参（*Panax quinquefolium* L.）的干燥根，均系栽培品，秋季采挖，洗净，晒干或低温干燥。

西洋参对于体质虚弱、气阴两虚和平时身体容易乏力、易冒汗的人群具有很好的补益效果。在生活中西洋参经常可以用来制作茶饮，如西洋参和枸杞泡水，可以治疗失眠、焦虑、眼涩、口干等症状。用西洋参和红枣一起泡水喝，可以治疗血虚、气色不佳等症状。

西洋参是治疗阴虚的药物，阳虚体质者不可以食用西洋参。感冒患者不宜食用西洋参，西洋参属滋补类药物，会加重病情。经期的女性不可以食用西洋参，食用西洋参会导致痛经，使经期延长等。

15. 党参

本品为桔梗科植物党参［*Codonopsis pilosula*（Franch.）Nannf.］、素花党参［*Codonopsis pilosula* Nannf. var. modesta（Nannf.）L. T. Shen］或川党参（*Codonopsis tangshen* Oliv.）的干燥根。秋季采挖，洗净，晒干。

党参和黄芪相配，可以补中益气，提高免疫力，适合气虚气喘的人群。党参和灵芝相配，可以调理脾胃。党参和当归相配，可以活血生血、补肝血，治疗月经不调、头晕失眠、多梦。党参和桂圆同用，可以补心血，气血双补，适用于心血不足、睡眠浅的人群。

党参不可以与藜芦合用，会产生副作用。过度体虚的人不可食用党参。

16. 姜黄

本品为姜科植物姜黄（*Curcuma Longa* L.）的干燥根茎。冬季茎叶枯萎时采挖，洗净，煮或蒸至透心，晒干，除去须根。

由姜黄粉制成的黄金奶可以助眠抗炎、抗氧化。姜黄粉加牛奶，加肉桂粉、黑胡椒粉等调料放入锅中煮开，每周喝两三次，可以起到助眠的效果，但热性体质的人喝它很容易上火。

姜黄具有破血行气的功效，处于经期的女性不可盲目食用；孕妇不可食用，容易引发流产。姜黄性温，阴虚火旺者不可服用，会引起牙龈肿痛等症状。

17. 天麻

本品为兰科植物天麻（*Gastrodia elata* Bl. ）的干燥块茎。立冬后至次年清明前采挖，立即洗净，蒸透，敞开低温干燥。

天麻对于治疗偏头痛有良好的效果，比较常见的家常吃法有，天麻炖鸡、天麻炖猪脑、天麻炖鲫鱼等，均可以起到缓解偏头痛的作用。也可以将天麻用温水泡软，炖汤时加入，每次可加入 20~30g；或者打粉后泡水服用。天麻没有特定的使用疗程，一般吃到头不痛就可以不吃了。

血虚阴虚的人不建议食用天麻，会导致口干、经脉失养等情况。孕妇一般不可食用天麻，可能会对胎儿造成不良影响。

18. 铁皮石斛

铁皮石斛为兰科植物铁皮石斛（*Dendrobium officinale* Kimura et Migo）的干燥茎。多糖是铁皮石斛的主要有效成分，具有抗氧化、提高过氧化氢酶（CAT）活性的作用，并可降低机体活性氧水平和丙二醛（MDA）含量，进而可延缓衰老；石斛多糖还可以调节肠道屏障功能，缓解胰岛素抵抗，增加肠道蠕动。铁皮石斛除了泡水饮用外还可以制作石斛花生，增加其独特风味。

铁皮石斛性属清润，清中有补，补中有清，故最宜虚而有热者，凡虚而无火或实热症、舌苔厚腻、腹胀者均忌服；本品能敛邪气，使邪不外达，故温热病患者不宜服用。

19. 肉苁蓉

肉苁蓉为列当科植物肉苁蓉（*Cistanche deserticola* Y. C. Ma）或管花肉苁蓉 [*Cistanche tubulosa*（Schenk）Wight] 的干燥带鳞叶的肉质茎。肉苁蓉中含有苯乙醇苷类、环烯醚萜及其苷类、糖类、挥发性成分等，具有抗衰老、抗氧化、抗痴呆、抗疲劳、润肠通便等多种药理功效。

用肉苁蓉制作的药膳也是种类繁多，如肉苁蓉粥、巴戟苁蓉鸡汤、肉苁蓉羹、肉苁蓉汤、牛膝当归蜜膏、复原汤等，味道好的同时保留了肉苁蓉的营养物质，具有养生保健的作用。

肉苁蓉性温，有促进血液循环的作用，易引起子宫收缩，不适宜孕妇食用。身体处于发热状态时，食用肉苁蓉会加重身体燥热的感觉，可能会导致更严重的不适。

20. 山柰

山柰为姜科植物山柰（*Kaempferia galanga* L. ）的根茎，又名沙姜、山辣。山柰酚是山柰中的主要活性成分，在癌症及心血管疾病的治疗中具有一定药理活性。山柰与丁香、当归、甘草配伍使用可治疗心腹冷痛。山柰中富含碳水化合物和纤维素，其碳水化合物含量与谷物相当；山柰作为天然香料，其中含有大量的挥发性成分，其独特香味及辛辣的味道能够促进唾液分泌，从而可增进食欲，达到健脾和胃的作用。

山柰味辛，性温，阴虚血亏及胃部有郁火者禁服山柰。

21. 藿香

藿香为唇形科植物藿香 [*Agastache rugosa*（Fisch. et Mey. ）Q. Ktze.] 的干燥地上

部分。藿香中的化学成分主要为挥发油类，有调节胃肠功能、促进消化、降低肠推进率、减缓小肠蠕动的作用。

鲜藿香是高钙、高胡萝卜素食品，还含有多种维生素，食用部位多为嫩茎叶，可凉拌、炒制、炸食，也可制成藿香粥，还可以作为烹饪佐料。有学者以鲜藿香叶为原料制成烘焙用的藿香粉等。

藿香性温，因此阴虚火旺、邪实便秘者禁服藿香。

22. 薤白

薤白为百合科植物小根蒜（*Allium macrostemon* Bge.）或薤（*Allium chinense* G. Don）的干燥鳞茎。薤白中主要含有甾体皂苷、挥发油、多糖、脂肪酸类化合物等多种生物活性成分，有较好的降血脂、平喘、抗肿瘤等药理作用。作为食品，薤白可制成汤、菜、糕点等药膳，如薤白与粳米制成薤白粥，有宽胸行气止痛的功效；薤白与鲫鱼制成薤白鲫鱼汤，可行气活血、利水消肿等。

薤白味辛，食用后可能会刺激食道及脾胃，引起胃肠道不适；薤白性温，有通阳的作用，易耗损津液，津液亏虚者可能会加重津液亏虚的症状，因此禁服薤白；薤白有行气的作用，过量食用易引起气虚，使人出现气短、乏力等症状。

23. 鲜芦根

芦根为禾本科植物芦苇（*Phragmites communis* Trin）的新鲜根茎。芦根中含有大量多糖，具有抗肝纤维化、保肝的作用；芦根多糖对脂质过氧化的抑制作用仅次于抗坏血酸，表明芦根多糖有一定的抗氧化活性。

我国食用芦根最早可追溯到西汉时期，始载于《别录》，人们常用新鲜的芦根泡水饮用，或将鲜芦根佐以青皮、粳米、生姜制成鲜芦根粥，可以泻热和胃，缓解胃脘灼热疼痛的症状；菊花与芦根一起泡茶可以清肺热，治疗小儿麻疹。近年来还开发出了许多芦根的新产品，如芦根果冻、芦根饮料、芦根凉茶等。

芦根性寒，脾胃虚寒者服用芦根会加重症状，因此应谨慎服用。芦根服用时应注意用量，以免服用过量出现中毒现象。

24. 鲜白茅根

白茅根为禾本科植物白茅［*Imperata cylindrica* Beauv. var. major（Nees）C. E. Hubb.］的根茎。白茅根中的总黄酮成分具有清除自由基的能力，可降低丙二醛水平，提高机体抗氧化能力。

白茅根与栀子、鲜藕、粳米搭配制成栀子鲜藕茅根粥，有清热生津、凉血止血的功效；白茅根与茵陈、猪肉搭配制成茵陈茅根瘦肉汤，具有利胆退黄的作用。以白茅根、金银花为主要原料研制成的凉茶饮料，具有抗疲劳作用；以白茅根和淡竹叶为原料，佐以蜂蜜，可制成白茅根-淡竹叶复合饮料。

白茅根性寒，不可长期服用；脾胃虚寒的患者不宜服用，以免加重病情。由于身体虚寒进而导致吐血的患者禁用白茅根。

25. 地黄

本品为玄参科植物地黄（*Rehmannia glutinosa* Libosch.）的新鲜或干燥块根。秋季采挖，除去芦头、须根及泥沙，鲜用或炮制后用。

地黄是常用的清热凉血药，根据其制备方法的不同，可以产生不同的效果。未经加工的地黄称为生地黄，经过酒处理后，其性可由寒转温。

地黄可以增强人体的免疫力，主要是因为地黄能明显提高淋巴细胞 DNA 和蛋白质的合成，使低下的细胞免疫性能增强，进而起到防病治病的作用。

鲜地黄可以炒菜吃，可以做煮鲜地黄汤、鲜地黄炖鸡、鲜地黄炖排骨等菜肴。

地黄性凉，脾虚腹泻、胃虚食少者忌食。

26. 麦冬

本品为百合科植物麦冬［*Ophiopogon japonicus*（L. f.）Ker Gawl.］的干燥块根。

麦冬含有皂苷类成分、高异黄酮类成分，还含多种氨基酸、微量元素、维生素 A、多糖等成分。

麦冬具有多种功效和作用，比如滋阴润肺、清热化痰，可以用于治疗咳嗽、痰多等症状。麦冬具有养阴生津的作用，可以治疗口渴、口干等症状，麦冬还可以增强人体免疫力、抗疲劳、降血压、降血脂等。

麦冬可以泡水喝、炖汤、熬粥。

脾胃虚寒泄泻、湿浊中阻、风寒或寒痰咳喘者禁用。

27. 天冬

本品为百合科植物天冬［*Aspearagus cochinchinensis*（Lour.）Merr.］的干燥块根。

本品主要含有甾体皂苷类、寡糖、多糖和氨基酸等成分。

天冬可以滋阴润燥，治疗阴虚火旺；保护心脏，强心防缺血；益胃生津，缓解咽干口渴。

天冬可以煮粥、泡酒食用，还可以做成药膳，如天冬炖乌鸡。

脾胃虚寒，食少便溏者慎服；外感风寒、痰湿咳嗽者忌服。

（六）叶类

叶类药食同源品种见表 2-6

表 2-6 **叶类药食同源品种**

植物名称	主产地	主要功效
昆布	辽东、山东半岛上有野生分布，人工养殖主要产自福建、浙江等沿海地区	软坚散结、利水消肿、消痰
桑叶	主要以长江中下游地区为主	疏散风热、清肺润燥、清肝明目
荷叶	主要以长江流域、黄河流域为主	清暑化湿、升发清阳、凉血止血
杜仲叶	分布于陕西、甘肃、河南、湖北、四川、云南、贵州、湖南及浙江等地，现各地广泛栽种	降压、补肝肾

1. 昆布

昆布是海带科植物海带（*Laminaria japonica* Aresch.）或翅藻科植物昆布（*Ecklonia kurome* Okam.）的干燥叶状体。夏秋二季采捞，晒干。

昆布中含有丰富的碘元素，从中提取的碘和褐藻酸，可以广泛应用于食品和药品的加工。多食用昆布也可以预防甲状腺肿大和动脉硬化。

昆布广泛应用于烹饪当中，可制作多种菜肴和汤类。

脾胃虚寒者不宜服用昆布；患有甲状腺功能亢进者不宜服用，会加重病情。

2. 桑叶

本品为蔷薇目桑科桑属植物桑（*Morus alba* L.）的干燥叶。

桑叶以经霜者为好，称霜桑叶或冬桑叶。桑叶富含 17 种人体所需的氨基酸、粗蛋白、粗脂肪。桑叶生品可泡水饮用，蜜制能增强润肺止咳的作用，故肺燥咳嗽者宜多用蜜桑叶。桑叶经常被制成桑叶茶、桑叶酒，经过特殊工艺开发的桑叶茶相比普通茶叶更利于有效物质的溶解，方便人体的吸收。桑叶酒相比其他酒类更清香，保质期更长，还能预防糖尿病、高血糖、高血压，增强免疫力、延缓衰老。其他根据桑叶开发的保健品，在市场上也十分受欢迎。

身体里有内热的人，不适宜长期服用桑叶水；桑叶泡水喝也要注意，一部分人群服用桑叶水后，会出现恶心想吐等症状，这是因其脾胃虚弱，加之桑叶寒凉所导致的。

3. 荷叶

本品为睡莲目睡莲科植物莲（*Nelumbo nucifera* Gaertn.）的干燥叶。

鲜荷叶可以解暑清热，干荷叶可以降低血脂、开胃健脾。荷叶还被开发成茶类饮料、功能性饮料、乳饮料等一系列产品。在南方还经常用荷叶包裹鸡、八宝饭等食物，不光能起到增香的效果，还可以发挥荷叶一定的药用价值。荷叶还是一种减肥食品，减肥塑体的食品中经常能看到它的身影。

荷叶性寒，女性在月经期间最好不要服用，以免出现月经不调、痛经等情况；荷叶寒凉，易伤脾胃，脾胃虚寒的人群也不建议服用；气虚体弱者应谨慎服用。

4. 杜仲叶

本品为杜仲科植物杜仲（*Eucommia ulmoides* Oliv.）的干燥叶。夏、秋二季枝叶茂盛时采收，晒干或低温烘干。

将杜仲叶制成杜仲叶茶，可以起到抑制高血压、提升低血压的双向调节作用，在中国古代被看作是茶中名品。杜仲茶还能燃烧身体中的中性脂肪，加快新陈代谢，帮助轻松减掉肥肉，同时还可以恢复肌肉骨骼的力量。

杜仲叶本身具有一定的毒性，不可长期食用。

二、药食同源动物品种

药食同源动物品种见表 2-7。

表 2-7   药食同源动物品种

动物名称	主产地	主要功效
乌梢蛇	主要分布于重庆、广东、安徽、湖北、河南、四川、台湾、贵州等地区	通经络、祛风湿、息风止痉
阿胶	主产于我国山东、浙江、河南等地	润燥、止血、安胎、养血养阴
鸡内金	全国各个地区都有出产	健胃消食、涩精止遗、通淋化石
蝮蛇	青海、四川主产	祛风通络、解毒止痛
牡蛎	主产于江苏、福建、广东、浙江、河北、辽宁及山东沿海地区	敛阴、潜阳、止汗、涩精、化痰、软坚
蜂蜜	全国各地均有生产	调补脾胃

1. 乌梢蛇

乌梢蛇是新蛇亚目游蛇科乌梢蛇属动物乌梢蛇 [*Zaocys dhumnades* (Cantor)] 的干燥体。将乌梢蛇剖腹或先剥去蛇皮，不去头尾，去除内脏，盘成圆盘状干燥制成，多采制于夏秋两季。

本品含赖氨酸、亮氨酸、谷氨酸、丙氨酸、胱氨酸等 17 种氨基酸，并含果糖-1，6-二磷酸酶、原肌球蛋白等。

本品具有祛风、通络、止疼的功效。

服用乌梢蛇要根据适应证，血虚生风者需谨慎服用。

2. 阿胶

本品为马科动物驴 (*Equus asinus* L.) 的干燥皮或鲜皮经煎煮、浓缩制成的固体胶。

阿胶又被称作"妇科圣药""滋补上品"，孕期有贫血症状的妇女可以吃一点阿胶来补充，女性食用阿胶还可以美容养颜、增强体质、延缓衰老。

阿胶滋腻，所以脾胃虚弱、腹泻者不可食用。阿胶不可与其他药一同煎，需要烊化后兑服，这样才能更好地发挥药效。

3. 鸡内金

本品为雉科动物家鸡 (*Gallus gallus domesticus* Brisson) 的干燥沙囊内壁。

鸡内金适合有消化不良、形体消瘦、腹胀、脾胃虚弱、面色萎黄等病症的患者食用。近年来的研究发现鸡内金还是子宫肌瘤化瘀利器。

鸡内金虽然很常见，但也不是所有的人都适合服用，一般脾虚积滞的人群，要谨慎服用；鸡内金不适合与含有重金属的食物同吃；自身有脾胃问题的患者也不宜多服，以免引起腹泻等不良反应。

4. 蝮蛇

蝮蛇为蝮蛇科动物蝮蛇 [*Agkistrodon halys* (Pallas)] 除去内脏的干燥全体。蛇肉中含有大量的蛋白质，含有 19 种氨基酸，尤其是含有大量谷氨酸及 8 种人体必需的氨基酸，可以起到滋补、改善体质的作用，同时富含丰富的维生素 A 和维生素 E，防止脂质过氧化对细胞的侵害。

日常生活中蝮蛇多用来制成药酒，少量服用达到强身健体的目的。近年来随着人们养生保健意识的加强，蝮蛇类出了很多产品，如蛇胆、蛇粉、蛇蜕类等。

由于蝮蛇有活血通经的作用，因此阴虚血亏者慎服，孕妇禁服。

5. 牡蛎

本品为牡蛎科动物长牡蛎（*Ostrea gigas* Thunberg）、大连湾牡蛎（*Ostrea talien-whanensis* Crosse）或近江牡蛎（*Ostrea rivularis* Gould）的贝壳。全年均可捕捞，去肉，洗净，晒干。

本品主要含碳酸钙、磷酸钙、锌、镁、铁等，具有重镇安神，潜阳补阴，软紧散结等作用。

本品可在医生指导下正常服用。

6. 蜂蜜

本品为蜂蜜酿制的花蜜，是半透明、带光泽、浓稠的液体。

蜂蜜中主要或分为葡萄糖、果糖，另外还含有蔗糖、糊精、有机酸、蛋白质、挥发油、蜡、花粉粒，维生素 B_1、维生素 B_2、维生素 B_7 等多种维生素，淀粉酶、过氧化酶、酯酶等多种酶类，乙酰胆碱、胡萝卜素等多种活性成分，钙、硫、磷、镁等各种矿物质元素。

蜂蜜可调补脾胃，主治脘腹虚痛、肺燥咳嗽、肠燥便秘等症状。

三、药食同源菌类品种

药食同源菌类品种见表2-8。

表2-8　　　　　　　　　　　药食同源菌类品种

菌类名称	主产地	主要功效
茯苓	主产于安徽、云南、湖北	利水消肿、渗湿、健脾、宁心
灵芝	主要分布于中国浙江、黑龙江、吉林、安徽、江西、湖南、贵州、广东、福建等地	补气安神、止咳平喘

1. 茯苓

本品为多孔菌目多孔菌科茯苓属真菌茯苓 [*Poria cocos*（Schw.）Wolf] 的干燥菌核。茯苓是一种寄生菌，一般生长于松树根部，吸取松树的营养而形成。

茯苓在古时被称为"四时神药"。在市面上有多种由茯苓制成的产品，如养颜胶囊、开胃消食片、减肥茶、安神口服液等种类。茯苓还广泛用于化妆品的生产中，使用由茯苓制成的化妆品，可以美容养颜、延缓衰老。

阴虚而无湿热、虚寒精滑、气虚下陷的人群不宜服用茯苓。

2. 灵芝

本品为多孔菌科真菌赤芝［*Ganoderma lucidum*（Leyss. ex Fr.）Karst.］或紫芝（*Ganoderma sinense* Zhao，Xu et Zhang）的干燥子实体。

灵芝被称作"不死药"，是拥有数千年药用历史的中国传统珍贵药材，具有极高的药用价值。采用灵芝、陈皮、瘦肉、生姜、蜜枣煲制的陈皮灵芝瘦肉汤，可以补充夏季因出汗造成的过度消耗，又能去暑湿帮助脾胃消化，而且汤水清润味美，非常适合夏季饮用。

实症患者不宜服用灵芝，会加重病情，此外，灵芝是一种较强的血小板聚集抑制剂，手术前后和大出血患者不宜服用。

第二节　药食同源品种中的功效成分

一、蛋白质、氨基酸及活性肽

（一）蛋白质类

蛋白质是氨基酸以"脱水缩合"的方式组成的多肽链经过盘曲折叠形成的具有一定空间结构的物质。蛋白质是有机大分子，是生命的物质基础，是构成细胞的基本有机物质，是生命活动的主要承担者。蛋白质中含有碳、氢、氧、氮元素，也可能含有硫、磷等元素。氨基酸是蛋白质的基本组成单位。机体中的每一个细胞和所有重要组成部分都有蛋白质参与，蛋白质占人体质量的 16%～20%。人体内蛋白质的种类很多，其性质、功能不同，但都是由 20 多种氨基酸按不同比例组合而成的，并在体内不断进行代谢与更新。

蛋白质种类繁多、结构复杂，至今仍未有理想的分类方法。从形状上，可将蛋白质分为球状蛋白质和纤维状蛋白质；从组成上可将蛋白质分为单纯蛋白质（分子中只含氨基酸残基）和结合蛋白质（分子中除氨基酸外，还有非氨基酸物质——辅基）。单纯蛋白质根据来源及理化性质可分为清蛋白（白蛋白）、球蛋白、谷蛋白、精蛋白、组蛋白、硬蛋白等。结合蛋白质根据辅基不同可分为核蛋白、磷蛋白、金属蛋白、色蛋白等。从蛋白质功能上，可将其分为活性蛋白质（酶、激素蛋白质、膜蛋白质等）与非活性蛋白质（角蛋白等）两类。

蛋白质可以维持各类物质的运输和代谢；参与抗体的免疫活动、酶的催化；调节体内器官的生理活性以及提供生命活动的能量。在此主要阐述药食同源品种中蛋白质类的特殊的生物活性，以将其作为有效成分应用于医药健康行业中。查阅文献后可知，目前以蛋白质类为功效成分的药食同源品种有 24 种，分别是茴香、刀豆、小茴香、山药、乌梢蛇、木瓜、火麻仁、白果、白扁豆、决明子、阿胶、桃仁、莲子、淡豆豉、黄精、紫苏子、蒲公英、蝮蛇、薏苡仁、薤白、覆盆子、铁皮石斛、西洋参、灵芝。不同药食同源品种中蛋白质成分功效也有较大差异，例如刀豆、乌梢蛇、白果，刀豆蛋白A对T淋巴细胞有激发作用，凝集红细胞和动物精子，抑制肿瘤细胞运动，可以延长异源移植存活时间等。乌梢蛇中的Ⅱ型胶原蛋白与其抗炎祛风湿作用有关，抑制关节滑膜细胞增生，减少炎性细胞浸润新生血管生成，降低软骨受损程度，对关节炎有明显抑制作用。白果蛋白（白果清蛋白）有较好的抗氧化及延缓衰老的活性，能够促进血清溶血素的形成，提高身体造血能力及体内免疫功能；白果抗真菌蛋白对各种真菌感染的病变具有强大的抗真菌活性。

药食同源品种所含蛋白质类具体功效见表2-9。

表2-9　　　　　　　　　药食同源品种所含蛋白质类具体功效

药食同源品种	具体功效
茴香	抗菌、抗病毒
小茴香	抗菌
山药	免疫调节
木瓜	辅助治疗肠胃炎、消化不良
火麻仁	抗疲劳、免疫调节
白扁豆	抗氧化
决明子	降血压
阿胶	抗疲劳
桃仁	抗炎、抗肿瘤、免疫调节
莲子	抗氧化
淡豆豉	溶解血栓
黄精	对人类免疫缺陷病毒有抑制作用，抗病毒
紫苏子	抗肿瘤、免疫调节
蒲公英	抗炎
蝮蛇	降血压、抗凝血
薏苡仁	抗菌、抗炎、降血糖
薤白	抗肿瘤
覆盆子	抗氧化
铁皮石斛	保护胃黏膜
西洋参	抗疲劳
灵芝	免疫调节、抗肿瘤、抗氧化、抗菌、抗病毒
刀豆	抗肿瘤、免疫调节
乌梢蛇	抗炎、祛风湿
白果	抗氧化、免疫调节、抑菌

（二）氨基酸类

氨基酸是含有碱性氨基（—NH$_2$）和酸性羧基（—COOH）的有机化合物，是构成蛋白质的基本单位。氨基酸赋予蛋白质特定的分子结构形态，使其分子具有生化活性；不同的氨基酸脱水缩合形成肽，是蛋白质的前体。天然得到的氨基酸大部分是α-氨基酸，氨基直接连在α-碳原子上的氨基酸称为α-氨基酸。氨基酸的分类方法也不同，根据侧链基团极性可将其分为疏水氨基酸与亲水氨基酸两类；根据化学结构可将其分为脂肪族氨基酸、芳香族氨基酸、杂环氨基酸、杂环亚氨基酸；根据营养学可将其分为必需氨基酸、条件必需氨基酸、非必需氨基酸。

氨基酸可以合成组织蛋白质，转变为碳水化合物和脂肪，变成酸、激素、抗体、肌酸等含氮物质。氨基酸具有生理调节的作用，其可以维持机体代谢的氮平衡，保持机体生命活动的正常代谢。氨基酸中的谷氨酸、精氨酸、天冬氨酸、胱氨酸可用于治疗肝病、消化道疾病、神经系统疾病和呼吸道疾病等。经查阅资料后，了解到目前以氨基酸为功效成分的药食同源品种有4种，分别是昆布、郁李仁、槐米、灵芝。昆布中的昆布氨酸和牛磺酸具有降血压的功效，可以辅助治疗高血压；郁李仁中的亮氨酸具有调节糖脂代谢、降低肥胖动物脂肪沉积、促进骨骼肌质量增加的功能，并且亮氨酸、异亮氨酸及其混合物可通过介导调控脂代谢基因表达，改善肠道菌群，使脂肪的沉积降低，可以辅助治疗肥胖及改善畜产品品质；槐米中的氨基酸具有修复胃黏膜的功效，能够保护机体的胃肠道；灵芝中的氨基酸与灵芝多糖合用有较强的抗肿瘤活性，为后续研究联用抗癌药物奠定基础。

（三）活性肽类

活性肽是1000多种肽的总称，肽是两个或两个以上的氨基酸以肽键相连的化合物，具有活性的多肽称为活性肽或生物活性肽。活性肽根据其功能可分为生理肽、结合肽、磷酸肽、抗菌肽、神经肽、免疫肽、营养肽、抗氧化肽等。

活性肽在人体的生长发育、新陈代谢、衰老死亡中发挥重要作用，由于其在体内分泌量的变化，导致人类有了生命周期。活性肽具有多种生物活性，如抗氧化、免疫调节、抗菌、抗衰老、降血糖等。目前以活性肽为功效成分的药食同源品种有10种，分别是山药、白扁豆、决明子、阿胶、郁李仁、紫苏子、黑芝麻、蝮蛇、薏苡仁、西洋参。不同药食同源品种中活性肽的功效也各不相同（表2-10），山药蛋白肽通过促进免疫能力低下小鼠的中枢和外周免疫器官的发育，改善机体免疫细胞状态，调节体内免疫活性物质的分泌表达，进而提高机体免疫能力，发挥其免疫活性；而从决明子热蛋白酶水解物中提取出的抗高血压肽FHAPWK有降血压的作用，FHAPWK可与血管紧张素转化酶（ACE）活性位点的几个关键残基相互作用，抑制ACE活性，发挥抗高血压的功能。

表 2-10   **药食同源品种所含活性肽类功效**

药食同源品种	具体功效
白扁豆	抗氧化
阿胶	抗氧化、免疫调节、补血
郁李仁	抗氧化
紫苏子	抗氧化
黑芝麻	降血压、金属螯合、抗氧化、抑菌
蝮蛇	抗凝血
薏苡仁	抑制血管紧张素活性、降血压
西洋参	抗疲劳
山药	免疫调节
决明子	降血压

二、糖脂类物质

（一）糖类

糖类是多羟基醛、多羟基酮以及能水解而生成多羟基醛或多羟基酮的有机化合物，由于其由碳、氢、氧元素构成，在化学式上大多类似于"碳"与"水"聚合，又被称为碳水化合物（碳水化合物不一定是糖）。糖根据结构单元的数目可分为单糖、双糖、低聚糖、多糖等，单糖如葡萄糖、果糖不能水解成更小分子的糖；双糖是由两个单糖分子通过糖苷键连接形成的糖类，如蔗糖、麦芽糖、乳糖等；低聚糖又称寡糖，可以水解成组成该低聚糖的单糖，如低聚果糖、低聚异麦芽糖等；多糖是由几十个至几万个单糖分子缩合而成，通式为 $(C_6H_{10}O_5)_n$，如淀粉、纤维素。

糖的主要功能是提供能量，人体所需的70%左右的能量由糖提供。葡萄糖是直接供能的物质，而一些低聚糖和多糖则有生物活性。查阅相关文献后可知，目前以糖类为功效成分的药食同源品种有72种，分别是小蓟、山药、山楂、马齿苋、乌梅、木瓜、代代花、玉竹、甘草、白芷、白果、白扁豆、龙眼肉（桂圆）、决明子、百合、余甘子、佛手、沙棘、芡实、红小豆、鸡内金、麦芽、昆布、枣（大枣、黑枣、酸枣）、罗汉果、金银花、鱼腥草、姜（生姜、干姜）、枸杞子、砂仁、胖大海、茯苓、香橼、香薷、桑叶、桑葚、橘红、桔梗、益智仁、荷叶、莱菔子、莲子、淡竹叶、淡豆豉、菊花、菊苣、黄精、紫苏、紫苏子、葛根、槐花、蒲公英、蜂蜜、酸枣仁、鲜白茅根、鲜芦根、薏苡仁、薤白、覆盆子、藿香、当归、山奈、西红花、党参、肉苁蓉、铁皮石斛、西洋参、黄芪、灵芝、天麻、山茱萸、杜仲叶。

多糖具有明显的生物学活性，例如免疫调节、抗氧化、抗疲劳、降血糖、抗肿瘤等。免疫调节是多糖的一个重要生物学功能，山药、马齿苋、乌梅、代代花、玉竹、白果、龙眼肉（桂圆）、百合、沙棘、鸡内金、昆布、枣（大枣、酸枣）、罗汉果、鱼腥草、枸杞子、茯苓、桑葚、莲子、菊花、黄精、紫苏、葛根、槐花、蒲公英、酸枣仁、鲜白茅根、薏苡仁、当归、西红花、党参、肉苁蓉、西洋参、黄芪、灵芝、天麻、杜仲叶，此36种药食同源品种中多糖成分均有免疫调节的功能。

膳食纤维是一种多糖，主要是指不能被人体胃肠道中消化酶所消化的且不被人体吸收利用的多糖，曾经一度被认为是一种"无营养物质"而长期得不到足够的重视，然而，随着营养学和相关科学的深入发展，人们逐渐发现膳食纤维具有相当重要的生理作用。例如红小豆中的膳食纤维对肥胖症、肠道疾病、心血管疾病、高血压、糖尿病等慢性非传染性疾病有预防和保健的作用。

药食同源品种所含糖类的功效见表2-11。

表2-11　　　　　　　　　　药食同源品种所含糖类的功效

药食同源品种	具体功效
小蓟	调节脂质代谢、抗衰老、抗疲劳
山药	免疫调节、抗疲劳、抗氧化、抗衰老、调节脾胃
山楂	降血糖、降血脂、调节胃肠菌群、润肠通便、清除胃肠中有害毒物
马齿苋	抗菌、显著抗肿瘤作用及提高免疫力
乌梅	免疫调节、抗氧化
木瓜	抗氧化
玉竹	抗氧化、抗疲劳、抗肿瘤、抗菌、免疫调节
甘草	抗肿瘤、抗病毒、抗氧化、保肝、预防骨关节炎
白芷	降血糖、保肝
白果	免疫调节、抗过敏及脂质调节、抗肿瘤
白扁豆	抗氧化、促进神经细胞生长、保肝
龙眼肉	抗氧化、免疫调节、抗肿瘤
决明子	护目、抗氧化
百合	抗肿瘤、免疫调节、调节血糖、抗菌
余甘子	抗氧化
佛手	降血脂
沙棘	免疫调节、保肝、抗疲劳、保护神经
芡实	抗氧化、抗疲劳、抗菌
鸡内金	降血糖、降血脂、改善免疫功能、调节心脏功能
麦芽	抗氧化、降低胆固醇、血糖指数和结肠癌风险
昆布	抗肿瘤、免疫调节、降血糖、抗辐射
枣	大枣多糖:增强免疫力、抗肿瘤、抗氧化、保肝;黑枣多糖:抗氧化;酸枣多糖:抗氧化、保肝、增强免疫力
罗汉果	抗氧化、降血糖、免疫调节
金银花	降血糖、抗病毒
鱼腥草	抗炎、抗病毒、抗氧化、免疫调节
姜(生、干)	抗氧化
枸杞子	降血糖、降血脂、抗氧化、抗疲劳、抗肿瘤、抗衰老、免疫调节、保肝、保护视网膜

续表

药食同源品种	具体功效
砂仁	抗氧化
胖大海	抗炎、促进肠蠕动
茯苓	保肝、增强免疫力、镇静助眠、抗炎、抗肿瘤、降血糖、抗氧化
香橼	抗肿瘤、降血糖、抗皮肤老化
香薷	抗氧化
桑叶	降血糖、抗氧化
桑葚	保肝、抗炎、抗氧化、抗凋亡、降血糖、降血脂、免疫调节
橘红	抗氧化、治疗阿尔茨海默病、降血糖、降血脂
桔梗	降血糖、抗氧化、抗肿瘤
益智仁	调节排尿、保护神经、抗炎
荷叶	抑菌、抗病毒、降血糖
莱菔子	抑菌保鲜
莲子	抗衰老、免疫调节
淡竹叶	抗氧化、抗衰老
淡豆豉	抗氧化
菊花	保肝、免疫调节、抗肿瘤
菊苣	保肝、促进肠道吸收
黄精	抗肿瘤、免疫调节、抗衰老、降血糖、抗菌、抗炎、抗病毒
紫苏	免疫调节、抗氧化
紫苏子	保肝
槐花	抗菌、增强免疫力
蒲公英	抗菌、抗炎、抗氧化、抗肿瘤、保肝、降血糖、增强免疫力
蜂蜜	低聚糖；调节胃肠道功能
酸枣仁	抗焦虑、免疫调节、抗炎
鲜白茅根	免疫调节、增强耐缺氧能力、抗氧化、调节糖尿病代谢紊乱
鲜芦根	抗氧化、抗肿瘤、降血糖、保护肝肾
薏苡仁	抗肿瘤、降血糖、免疫调节、调节肠道菌群
薤白	抗肿瘤、抗氧化
覆盆子	抗氧化、抗衰老
藿香	抗氧化
当归	提高造血功能、解毒保肝、护肾、免疫调节、抗血小板聚集、抗氧化、抗炎、抗肿瘤
山奈	抗肿瘤
西红花	抗肿瘤、抗氧化、免疫调节
党参	保护神经、改善记忆力、降血糖、降血脂、免疫调节、促消化、延缓造血干细胞衰老、抗病毒、抗肿瘤、抗氧化
肉苁蓉	改善记忆力、抗衰老、免疫调节、保肝
铁皮石斛	抗肿瘤、保肝、抗氧化
西洋参	降血糖、抗肥胖、免疫调节、抗氧化

续表

药食同源品种	具体功效
黄芪	免疫调节、抗肿瘤、神经保护、降血糖、抗炎、抗氧化
灵芝	抗氧化、抗衰老、抗炎、免疫调节
天麻	改善脂代谢、抗动脉粥样硬化、免疫调节、抗肿瘤、抗菌
山茱萸	抗肿瘤、保护心肌、抗炎
杜仲叶	抗氧化、免疫调节、降血脂、降血糖、抗疲劳
代代花	免疫调节、抗肿瘤
红小豆	降血压、降血糖
葛根	免疫调节、抗菌、抗氧化

（二）脂类

脂类是油、脂肪、类脂的总称，是不溶于水且能被乙醚、氯仿、苯等非极性有机溶剂抽提出的化合物，统称脂类。脂类包括油脂和类脂，油脂又称甘油三酯，是油和脂肪的统称，一般将常温下呈液态的油脂称为油，呈固态的称为脂；类脂则包括磷脂、糖脂、胆固醇及其酯，磷脂是含有磷酸的脂类，糖脂是含有糖基的脂类，胆固醇及其酯是胆固醇及甾类化合物等物质。

脂类是人体细胞的组成成分，提供能量以及必需脂肪酸。脂类的主要功能是储存能量，相同质量的糖类与脂类，脂类提供的能量更多；脂类是生物膜的骨架；脂类还参与生物体的信号识别和免疫功能；一些脂类还具有抗氧化等生物活性。查阅相关资料后，发现目前以脂类为功效成分的药食同源品种有 12 种，分别是乌梢蛇、火麻仁、白果、白扁豆花、肉豆蔻、杏仁、沙棘、郁李仁、桃仁、紫苏子、黑芝麻、薏苡仁。脂类是人体需要的重要营养素之一，在供给人体能量方面起着重要作用，同时一些脂类也有一定的生物活性（以不饱和脂肪酸为主），例如白果中的不饱和脂肪酸大部分是油酸和亚油酸，可降血压、降血脂，在防止心脑血管疾病方面具有重要作用，对癌细胞培养物也具有毒杀作用。

药食同源品种所含脂类的具体功效见表 2-12。

表 2-12　　　　　　　　药食同源品种所含脂类的具体功效

药食同源品种	具体功效
乌梢蛇	抗炎、抗风湿
火麻仁	抗氧化、抗衰老、调脂保肝
白果	降血压、降血脂
白扁豆花	降低血清胆固醇含量、促进骨折愈合
肉豆蔻	抑制中枢神经、镇静催眠、麻醉、抗肿瘤、止泻
杏仁	有助于血管软化、防治高血压、高血脂等心血管疾病
沙棘	增强免疫力、降血脂

续表

药食同源品种	具体功效
郁李仁	治疗肠燥便秘
桃仁	抗凝血
紫苏子	抗过敏、抗肿瘤、抗衰老、改善记忆力
黑芝麻	清除胆固醇、提高血管弹性
薏苡仁	调节糖脂代谢

三、其他天然化合物

在此将药食同源品种功效成分中的其他天然化合物分为苯丙素类、黄酮类、萜类、皂苷类、挥发油类以及生物碱类。

1. 苯丙素类

由一个苯环和三个直链碳连接在一起构成的化合物统称为苯丙素类化合物，通常将其分为苯丙酸类、香豆素类和木脂素类三类。从广义上讲，黄酮也是苯丙素的衍生物。苯丙素类化合物的生物活性较为多样，如苯丙酸类中的丹参素，其具有治疗心脑血管系统疾病的功效；香豆素类中的秦皮苷，具有抗菌消炎的功效；木脂素类中的五味子丙素，具有保肝的功效。

查阅相关文献资料后发现，药食同源品种目录名单中，以苯丙素类化合物为功效成分的共有15种，分别是八角、火麻仁、白芷、肉豆蔻、肉桂、佛手、芡实、金银花、青果、香橼、菊花、菊苣、黑芝麻、薄荷、杜仲叶。这15种药食同源品种中苯丙素类化合物的功效也不尽相同，具体如下：

火麻仁、肉豆蔻、金银花、青果、菊花、菊苣、黑芝麻、薄荷、杜仲叶具有抗氧化活性，可以降低氧化损伤。人体的抗氧化系统是一个可与免疫系统相比拟的、具有完善和复杂功能的系统，机体抗氧化的能力越强，寿命也越长。

八角、白芷、肉豆蔻、佛手、香橼、黑芝麻、薄荷具有抗肿瘤活性，对于肿瘤有一定的抑制作用。癌症是恶性肿瘤的俗称，肿瘤细胞无限制增生，且肿瘤晚期出现转移，可破坏机体免疫功能、组织功能和器官功能，导致患者寿命缩短，出现死亡。八角中苯丙素类化合物具有抗肿瘤功效，且异戊二烯基化苯丙素类比其他苯丙素类有更高的抗癌活性，显示出更强的抗肿瘤促进剂活性。

白芷、肉豆蔻、肉桂、金银花、青果、薄荷具有抗炎活性。炎症是机体对于刺激的一种防御反应，表现为红、肿、热、痛和功能障碍，对人体来说是一把"双刃剑"。如果没有炎症反应，细菌感染就无法控制，损伤也不能愈合，对机体可以造成严重的危害。但是炎症反应也是一些疾病的发病基础，如严重的超敏反应炎症过于剧烈时可能威胁病人的生命。

佛手、芡实、薄荷具有降血糖功效，正常情况下，人体能够通过激素调节和神经调节确保血糖保持平衡，将血糖维持在一定水平。但是在遗传因素与环境因素（不合理的膳食、肥胖等）的共同作用下，两大调节功能可能发生紊乱，就会出现血糖水平的升高。

药食同源品种所含苯丙素类化合物的具体功效见表2-13。

表2-13　　　　药食同源品种所含苯丙素类化合物具体功效

药食同源品种	苯丙素类的具体功效
八角	抗肿瘤
火麻仁	抗氧化
白芷	抗菌、抗炎、免疫调节、镇痛、抗肿瘤
肉豆蔻	抗肿瘤、抗氧化、抗炎
肉桂	抗炎
佛手	抗肿瘤、调节血糖
芡实	降血糖
金银花	抗菌、抗炎、抗病毒、抗氧化
青果	抗炎、抗氧化、利咽止咳
香橼	抗肿瘤
菊花	抗氧化、解热镇痛
菊苣	保肝、抗氧化
黑芝麻	抗焦虑、神经保护、抗氧化、抗衰老、保肝、抗肿瘤
薄荷	抗肿瘤、杀虫、抗炎、抗氧化、降血糖
杜仲叶	抗氧化、降血压、预防骨质疏松

2. 黄酮类

黄酮类泛指两个具有酚羟基的苯环（A环与B环）通过中央三碳原子（C_6—C_3—C_6）相互连接而成的一系列化合物，其基本母核为2-苯基色原酮。黄酮类化合物包括黄酮类、异黄酮类、黄酮醇类、异黄酮醇类、黄烷醇类、异黄烷醇类、查尔酮、二氢黄酮类、二氢黄酮醇类、花色素类、双黄酮类等。黄酮类化合物是天然的抗氧化剂，其抗氧化能力远远大于维生素E。它能够改变机体对病毒、反应原及致癌物的反应能力，保护机体组织不受氧化性侵袭的伤害，因此有"天然生物反应调节剂"之称。

黄酮类化合物具有抗氧化、抗菌、抗病毒、抗炎、镇痛、保肝、抗肿瘤、降血糖、调节免疫系统等功效，是非常重要的一类天然化合物。随着对黄酮类化合物研究的深入，目前已经发现了其部分药理作用机制，这为黄酮类化合物在医药、食品领域的应用提供了理论依据，并且为之后的研究提供了思路。查阅相关文献后发现，以黄酮类为功效成分的药食同源品种有68种，分别是丁香、八角、刀豆、小蓟、山药、山楂、马齿苋、木瓜、火麻仁、代代花、玉竹、甘草、白芷、白果、白扁豆花、余甘子、佛手、沙棘、花椒、红小豆、麦芽、罗汉果、郁李仁、金银花、青果、鱼腥草、姜（生姜、干姜）、枳椇子、枸杞子、栀子、砂仁、香橼、香薷、桑叶、桑葚、橘红、益智仁、荷叶、莱菔子、高良姜、淡竹叶、淡豆豉、菊花、菊苣、紫苏、葛根、槐米、槐花、蒲公英、蜂蜜、酸枣仁、鲜白茅根、鲜芦根、橘皮、薄荷、薏苡仁、薤白、覆盆子、藿香、当归、山柰、西红花、草果、党参、铁皮石斛、黄芪、山茱萸、杜仲叶。上述品种中的黄酮类化合物发挥的功效也有差异，一些有抗氧化的功效，一些有抗炎、降血糖的功效等。

丁香、八角、白芷、花椒、麦芽、栀子、莱菔子、鲜白茅根、鲜芦根、薏苡仁、藿香、当归、草果、铁皮石斛，此14种药食同源品种中黄酮类化合物发挥以抗氧化为主的功效。

小蓟、马齿苋、玉竹、白扁豆花、余甘子、罗汉果、桑叶、高良姜、淡豆豉、菊花、紫苏、葛根、槐米、槐花、橘皮、山柰、黄芪，此17种药食同源品种中的黄酮类成分有明显的降血糖作用。

山药、木瓜、玉竹、白扁豆花、余甘子、红小豆、金银花、鱼腥草、姜（生姜、干姜）、枸杞子、砂仁、桑叶、橘红、益智仁、高良姜、葛根、槐米、橘皮、槐花、薤白、覆盆子、黄芪，此22种药食同源品种的黄酮类成分有抗肿瘤活性，对于癌症有一定的预防作用。

一些药食同源品种黄酮类成分的功效较多且复杂，例如刀豆、马齿苋、木瓜、葛根等。刀豆中黄酮类成分具有改善血液循环、降低胆固醇、抑制炎性生物酶的渗出、强化细胞膜、活化细胞、抗氧化、抗辐射、抗肿瘤以及增强免疫力等药理作用。马齿苋中的黄酮类成分不仅可降血糖，还有抗氧化活性、自由基清除能力，并能够预防阿尔茨海默病、癌症、冠状动脉疾病、糖尿病及其并发症、呼吸衰竭、肝脏疾病、胃肠疾病和肾功能衰竭与心脑血管疾病等。木瓜中的黄酮类成分不仅有抗肿瘤活性，还具有抗氧化及清除自由基、降血压及降血脂、改善微循环、抑菌、抗炎、抗心律不齐、抗溃疡等作用，还可促进雌激素分泌，促进乳腺导管发育和增生饱满。葛根中黄酮类成分不仅可降血糖、抗肿瘤，还有降血压、保护心脏、抗动脉粥样硬化、抗氧化、保护神经、抗抑郁、解酒保肝、解热镇痛、抗炎的功能。

一些药食同源品种所含黄酮类化合物的具体功效见表2-14。

表2-14   一些药食同源品种所含黄酮类化合物具体功效

药食同源品种	具体功效
丁香	抗氧化
八角	抗氧化
刀豆	改善血液循环、降低胆固醇、抑制炎性生物酶的渗出等
小蓟	止血、凝血、抗炎、降血糖
山药	抗肿瘤
山楂	抗氧化、改善血液循环、降血压、调血脂、降低胆固醇
马齿苋	降血糖、抗氧化、清除自由基、预防阿尔茨海默病等
木瓜	抗肿瘤、抗氧化、降血压、降血脂、改善微循环等
玉竹	抗氧化、抗肿瘤、降血糖、抗菌

续表

药食同源品种	具体功效
火麻仁	抗菌
代代花	抗氧化、降血脂
甘草	抗氧化、抑菌、降血压、增加动脉流量、抗心律不齐、抗溃疡
白芷	抗氧化
白果	辅助治疗心血管疾病、改善冠状动脉粥样硬化及心绞痛
白扁豆花	抗氧化、抗菌消炎、抗肿瘤、抗病毒、降血糖
余甘子	降血糖、抗菌、抗氧化、抗肿瘤
佛手	降血脂、抗动脉粥样硬化、抗氧化
沙棘	抗炎、改善肥胖、抗氧化、抗衰老
花椒	抗氧化
红小豆	抗氧化、抗肿瘤、保肝
麦芽	抗氧化
罗汉果	抗氧化、降血糖、降血脂
郁李仁	抗氧化、通便
金银花	抗炎、抗病毒、抗氧化、抗肿瘤、降血脂、抗过敏
青果	抗菌、抗氧化
鱼腥草	抗炎、抗病毒、抗氧化、抗肿瘤、增强免疫力、抗疲劳
姜(生、干姜)	抗氧化、抗炎、抗肿瘤、抗菌
枳椇子	抗氧化、保肝
枸杞子	抗肿瘤、抗氧化
栀子	抗氧化
砂仁	抗氧化、抑菌、抗肿瘤
香橼	抗氧化、抗菌、抗炎
香薷	抗氧化、抗菌
桑叶	降血糖、降血脂、抗氧化、抗肿瘤
桑葚	抗菌、抗炎镇痛、抗氧化、抗衰老
橘红	抗氧化、保肝、抗肿瘤
益智仁	抗菌、抗肿瘤、保护神经、抗氧化、止泻
荷叶	抗氧化、抗菌、抗疲劳
莱菔子	抗氧化
高良姜	抗氧化、抗溃疡、抗肿瘤、止呕、抗炎、降血糖、降血脂
淡竹叶	抗菌、保肝、收缩血管、抗病毒、保护心肌
淡豆豉	抗氧化、抗焦虑、抗菌、降血糖、降血脂
菊花	保护与扩张血管、抗氧化、抗病毒、抗炎、降血糖
菊苣	保肝、抗氧化、抗菌

续表

药食同源品种	具体功效
紫苏	抗氧化、抗炎、抑菌、抗过敏、降血糖、降血脂
葛根	降血糖、抗肿瘤、降血压、保护心脏等
槐米	止血、降血糖、抗氧化、抗炎、抗肿瘤、抗抑郁、降血脂
槐花	降血糖、抗肿瘤
蒲公英	抗菌、抗炎、抗氧化、免疫调节
蜂蜜	抗氧化、抗炎
酸枣仁	改善记忆力、镇静催眠、抗焦虑、抗抑郁
鲜白茅根	抗氧化
鲜芦根	抗氧化
橘皮	抗炎、抗氧化、抗肿瘤、调节糖脂代谢、保护神经
薄荷	抗氧化、抗炎、抗病毒
薏苡仁	抗氧化
薤白	抗肿瘤
覆盆子	抗氧化、抗炎、抗肿瘤、保护神经、降血糖
藿香	抗氧化
当归	抗氧化
山柰	调节血糖、抗炎、抗氧化
西红花	抗氧化、降血压、抗抑郁
苹果	抗氧化
党参	抗氧化、抗疲劳
铁皮石斛	抗氧化
黄芪	保肝、抗炎、抗氧化、免疫调节、抗肿瘤、辅助治疗糖尿病
山茱萸	抗氧化、抗菌
杜仲叶	抗氧化、降血压、免疫调节、抗骨质疏松、降血脂

3. 萜类

由甲戊二羟酸衍生且分子式符合（C_5H_8）$_n$ 通式的化合物称为萜类。含 5 个碳原子的称为半萜，含 10 个碳原子的称为单萜，含 15 个碳原子的称为倍半萜，含 20 个碳原子的称为二萜，含 25 个碳原子的称为二倍半萜，含 30 个碳原子的称为三萜。萜类化合物在自然界分布广泛、种类繁多，有 1 万种以上，是天然物质中最多的一类。

萜类化合物具有良好的生物活性，例如穿心莲内酯，具有清热解毒、消炎止痛作用；青蒿素可以治疗恶性疟疾；紫杉醇具有良好的抗癌活性等。目前的研究表明，萜类化合物具有十分广阔的研究前景，是用于治疗疾病的天然药物宝库之一。目前有 24 种药食同源品种以萜类化合物为功效成分，分别是丁香、八角、山楂、乌梅、木瓜、甘草、肉桂、余甘子、芡实、金银花、青果、栀子、茯苓、香橼、菊苣、紫苏、蒲公英、薄荷、薏苡仁、藿香、西红花、灵芝、山茱萸、杜仲叶。

山楂、乌梅、木瓜、甘草、余甘子、栀子、茯苓、香橼、蒲公英、薄荷、藿香、西红花、灵芝、山茱萸，这些药食同源品种中的萜类成分有抗肿瘤活性，山楂通过阻滞细胞周期和诱导凋亡减少癌细胞增殖，抗癌活性较强；而木瓜中萜类成分不仅有抗肿瘤活性，而且还能够起到保护染色体、减小损伤的作用。

山楂、乌梅、木瓜、甘草、茯苓、薄荷、藿香、西红花、灵芝、杜仲叶、栀子与山茱萸中萜类成分的生物活性多样，如栀子有抗氧化、降血糖、抗动脉粥样硬化、抗炎、保护神经、抗肿瘤、保肝的功效；山茱萸有抗氧化、保肾、降血糖、保护神经、抗肿瘤、抑菌、抗骨质疏松、镇静催眠、抗血小板聚集的功效。

药食同源品种所含萜类化合物具体功效见表 2-15。

表 2-15　　　　　　　　　药食同源品种所含萜类化合物具体功效

药食同源品种	具体功效
丁香	改变细胞膜磷脂渗透性,促进透皮吸收
八角	有神经营养活性,但部分有神经毒性
山楂	镇静、抗炎、增强机体免疫力、抗菌、美白、抗癌
乌梅	抗炎、抗肿瘤、降血脂和血糖、强心、抗心律失常、抗高血压、保肝
木瓜	降低转氨酶活性、抗炎抑菌、防止肝硬化、降血脂血糖、强心、利尿
甘草	抗癌、抗病毒、免疫调节、抗炎、保肝
肉桂	免疫调节
余甘子	抗炎、抗病毒、抗肿瘤
芡实	降血糖
金银花	抗炎、镇痛、清热解毒
青果	保肝
茯苓	免疫调节、抗炎、抗肿瘤、抗衰老
香橼	抗炎、抗肿瘤
菊苣	保肝、杀虫、抗氧化
紫苏	抗炎、抑菌、抗抑郁
蒲公英	抗肿瘤
薄荷	抗炎、抗菌、抗病毒、抗肿瘤
薏苡仁	抗病毒、降血压
藿香	抗病毒、抗肿瘤、抗炎、抗菌
西红花	抗氧化、抗抑郁、神经保护、抗肿瘤、保肝、降血糖
灵芝	抗肿瘤、抗炎、保肝肾、免疫调节、降血脂、降血糖
杜仲叶	抗氧化、抗炎、降血压、抗衰老
栀子	抗氧化、抗炎、降血糖、抗动脉粥样硬化、抗肿瘤、保肝、保护神经
山茱萸	抗氧化、保肾、降血糖、保护神经、抗肿瘤、抑菌等

4. 皂苷类

皂苷类是一类结构复杂的苷类化合物，其苷元为甾族化合物或三萜类化合物。大多数皂苷水溶液用力振荡可产生持久性的泡沫，故称为皂苷。皂苷的结构可分为苷元和糖两个部分，三萜皂苷——苷元为三萜类化合物，甾体皂苷——苷元为甾体类化合物。三萜皂苷可分为五环三萜和四环三萜两类，甾体皂苷可分为螺旋甾烷醇类、异螺旋甾烷醇类、呋甾烷醇类、变形螺旋甾烷醇类。

皂苷具有很好的表面活性，可以乳化油脂，用作清洁剂和乳化剂。皂苷类化合物显示出多种生物活性，如抗肿瘤、抗炎、免疫调节、抗病毒、抗真菌、保肝等。三萜皂苷多具有羧基，有时又称为酸性皂苷，具有羧基的三萜皂苷化合物多具有抗肿瘤活性。皂苷能溶血，其溶血活性的有无、强弱与结构相关。多数皂苷能与胆固醇（或谷固醇、豆固醇、麦角固醇等）结合生成不溶性的分子复合物。查阅相关资料总结，目前以皂苷类化合物为功效成分的药食同源品种有 16 种，分别是小蓟、山药、玉竹、百合、枣（大枣、黑枣、酸枣）、罗汉果、郁李仁、金银花、桔梗、淡豆豉、黄精、酸枣仁、薤白、党参、西洋参、黄芪。目前的研究大多集中于黄芪皂苷，它是黄芪的主要活性物质。

皂苷类成分多具有抗肿瘤活性，山药、玉竹、百合、枣（大枣、黑枣、酸枣）、罗汉果、桔梗、淡豆豉、黄精、薤白、党参、西洋参、黄芪，此 12 种均有抗肿瘤的功效，并且山药皂苷对肿瘤细胞 HUVEC、A549、MCF-7 和 SW480 均显示出较强的抑制活性作用，量效关系明显。

药食同源品种所含皂苷类化合物具体功效见表 2-16。

表 2-16　　　　药食同源品种所含皂苷类化合物具体功效

药食同源品种	具体功效
小蓟	溶血作用(酯皂苷)
玉竹	抗肿瘤、降血糖、抗菌
百合	抗炎、抗肿瘤、抗抑郁
枣	抗氧化、抗肿瘤
罗汉果	抗氧化、抗肿瘤、预防癌症
桔梗	抗炎、抗肥胖、降血脂、抗肿瘤、保肝、免疫调节、抑菌、镇痛
郁李仁	祛痰
山药	抗肿瘤、降血糖
金银花	保肝
淡豆豉	抗氧化、抗肿瘤、免疫调节
黄精	调节血糖、抗肿瘤、改善记忆力、抗抑郁
酸枣仁	镇静催眠、抗心律失常、活血、降血脂、降血压、抗氧化、抗炎
薤白	抗血小板聚集、抗肿瘤、抗氧化、降血脂、抗炎、抗菌、平喘
党参	保护神经、降血脂、免疫调节、抗肿瘤、抗氧化
西洋参	抗肿瘤、抗氧化、保护神经、抗惊厥、降血糖、免疫调节
黄芪	免疫调节、抗炎、调节血压、抗肿瘤、调控糖脂代谢紊乱

5. 挥发油类

挥发油又称精油，是一类在常温下能挥发的、可随水蒸气蒸馏的、与水不相溶的油状液体总称。大多数挥发油具有芳香气味。挥发油为多种类型成分的混合物，一种挥发油往往含有几十种到一二百种成分，其中以某种或数种成分占较大的分量。挥发油在常温下可自行挥发而不留下任何痕迹，这是挥发油与脂肪油的本质区别，挥发油的气味，是其品质优劣的重要标志。

挥发油是一类重要的活性成分，临床上不仅可以直接使用主含挥发油的生药，还可以应用从中精制的挥发油成分，如薄荷油、桉叶油等。挥发油的生物活性多样且复杂，目前已知有芳香开窍、发散解表、理气止痛、祛风除湿、活血化瘀、清热解毒、祛寒温里、解暑除秽、杀虫抗菌等。薄荷油可以驱风健胃，柴胡油可以退热，当归油可以镇痛，茵陈蒿油抗霉菌等。近年来还发现一些挥发油具有抗肿瘤活性，如莪术油。挥发油广泛用于香料、化妆品的生产等。查阅文献后可知，目前有33种药食同源品种以挥发油为功效成分，分别是丁香、八角、茴香、小茴香、火麻仁、代代花、白芷、肉豆蔻、肉桂、佛手、花椒、金银花、鱼腥草、姜（生姜、干姜）、砂仁、香橼、香薷、益智仁、高良姜、菊花、紫苏、黑胡椒、榧子、酸枣仁、橘皮、薄荷、薤白、藿香、当归、山奈、草果、姜黄、荜茇。

挥发油大多具有抗菌活性，八角、茴香、小茴香、火麻仁、代代花、肉桂、鱼腥草、砂仁、香橼、香薷、益智仁、高良姜、菊花、紫苏、黑胡椒、橘皮、薄荷、薤白、藿香、山奈、草果，此21种均有抗菌功效。

丁香、白芷、肉豆蔻、佛手、花椒、金银花、姜（生姜、干姜）、榧子、酸枣仁、当归、姜黄、荜茇挥发油成分无抑菌活性。茴香、肉豆蔻、花椒、砂仁、香薷、橘皮、薄荷、藿香、山奈、姜、当归挥发油活性较为突出，具有抗肿瘤、降血糖、降血脂、抗病毒等多种活性。如生姜挥发油有助于消散瘀血、治创伤、调理油性肤质、温暖情绪、缓解疲倦、激励人心、调节月经紊乱、安定消化系统；而干姜挥发油具有解热、促进肠胃消化的功效。当归挥发油有抗肿瘤、降血压、调节血脂、抗动脉粥样硬化、调节子宫平滑肌、解痉平喘的功效。

药食同源品种所含挥发油类化合物的具体功效见表2-17。

表2-17　　药食同源品种所含挥发油类化合物的具体功效

药食同源品种	具体功效
丁香	改变磷脂渗透性、促进透皮吸收
八角	抗菌、杀虫
茴香	调节肠胃功能、改善肠道微生物平衡、抗氧化应激、抗菌、抗病毒
小茴香	抗氧化、调节肠胃、抗菌
火麻仁	抗菌
代代花	抗菌
白芷	抗氧化、抗过敏、镇痛、抗炎、美白
肉豆蔻	抑制中枢神经、镇静催眠、麻醉、抗肿瘤、止泻
肉桂	抗菌、抗肿瘤、抗炎
佛手	抗炎、抗肿瘤、杀虫抗螨

续表

药食同源品种	具体功效
花椒	抗炎、镇痛、杀虫、止痒、抗血栓、调血脂、抗血小板凝聚、抗氧化
金银花	清热解毒
鱼腥草	抗炎、抗菌、抗肿瘤
砂仁	胃肠道保护、促进胃蠕动、镇痛抗炎、抑菌、保肝
香橼	抗氧化、抗菌
香薷	抗菌、解热镇痛、免疫调节、抗氧化、降血脂
益智仁	抑菌、促进药物经皮吸收
高良姜	抗菌
菊花	抗炎、抗菌、解热
紫苏	抗炎、抑菌、抗肿瘤、抗氧化
黑胡椒	抗氧化、抗菌
当归	抗肿瘤、降血压、调节血脂、抗动脉粥样硬化
姜	生姜:消除瘀血、治创伤、调理油性肤质等; 干姜:解热、促进肠胃消化
榧子	抗氧化、抗动脉粥样硬化、降血脂
酸枣仁	抗炎、催眠、抗肿瘤
橘皮	抗菌、抗炎、抗氧化、驱虫、杀虫
薄荷	促渗透、抗疲劳、祛痰、抗炎、抗菌、保肝、抗辐射
薤白	抗血小板聚集、抗肿瘤、抗菌
藿香	抗肿瘤、促肠道吸收、抗菌、抗动脉粥样硬化、抗炎
山奈	杀虫、抑菌
草果	调节肠胃、抗菌、抗氧化、抗肿瘤
姜黄	抗肿瘤、降血脂
荜茇	降血脂、抗氧化

6. 生物碱类

　　生物碱是存在于生物界（主要是植物界）的一类含有氮原子的有机化合物,大多具有复杂的环状结构,氮原子结合在环内,多呈碱性,可与酸成盐,且多具有显著的生理活性。生物界含氮物质除生物体必需的含氮有机化合物,如氨基酸、肽类、蛋白质、核酸、核苷酸及含氮维生素外,其他含氮有机化合物均可视为生物碱。生物碱种类繁多,目前已发现约 1 万种。生物碱有许多分类方法,例如按照生物来源分类、按照生理作用分类、按照生物碱母核的基本结构分类等。按照母核的基本结构分类是最常用的分类方法,其将生物碱分为 60 类左右,主要有:有机胺类、吡咯烷类、吡啶类、异喹啉类、喹唑酮类、吲哚类、莨菪烷类、咪唑类、嘌呤类、甾体类、二萜类、其他。

　　生物碱多具有显著而特殊的生物活性,如麻黄碱具有止咳平喘作用,小檗碱具有抗菌消炎作用，延胡索乙素具有镇痛作用，苦参碱具有抗心律失常作用，喜树碱、秋水仙碱、长春新碱等有不同程度的抗癌作用。查阅相关文献后，了解到目前以生物碱为功效成分的药食同源品种有18种，分别是马齿苋、乌梅、代代花、玉竹、百合、花椒、鱼腥草、枸杞子、桑叶、荷叶、莱菔子、莲子、黄芥子、黑胡椒、酸枣仁、荜茇、党参、灵芝。

　　生物碱的活性多样，马齿苋、代代花、百合、鱼腥草、荷叶、黄芥子、荜茇中生物碱成分均有抗炎功效，乌梅中生物碱是抗肿瘤鬼臼毒素类化学药物和降血压药物的重要原料，鬼臼毒素类衍生物可抗血管生成，对肉瘤S180、艾氏腹水癌EAC、肝癌HepA有显著抑制作用，对心脏脂质过氧化损失具有保护作用。

　　药食同源品种所含生物碱类化合物的具体功效见表2-18。

表2-18　　药食同源品种所含生物碱类化合物具体功效

药食同源品种	具体功效
马齿苋	抗炎
乌梅	抗肿瘤、抗氧化
代代花	抗炎、抗氧化、抗癌、减肥
玉竹	降血糖
百合	辅助治疗痛风、关节炎，止痛
花椒	抗菌、镇痛、抗肿瘤
鱼腥草	抗炎
枸杞子	促进脂肪代谢、保护肾脏和抗脂肪肝
桑叶	降血糖、抗病毒、抗肿瘤
荷叶	降血脂、抗菌、抗炎、镇静安神、抗疲劳、抗肿瘤、抗动脉粥样硬化
莱菔子	抗氧化、降血压、降血脂
莲子	降血压、抗肿瘤、止遗涩精
黄芥子	抗辐射、抗氧化、抗衰老、抗雄激素、降血压、抗肿瘤、抗炎
黑胡椒	抗肿瘤、抗肥胖
酸枣仁	抗惊厥、抗抑郁
荜茇	调节糖脂代谢、保护神经、抗肿瘤、保护胃黏膜、免疫调节、抗炎
党参	保护神经
灵芝	降低胆固醇、改善冠状动脉血流量

参考文献

［1］安建宏. L-异亮氨酸双加氧酶催化机制解析与分子改造及其胞内2-酮戊二酸供给系统构建［D］. 无锡：江南大学，2023.

［2］蔡红蝶，刘佳楠，陈少军，等. 鱼腥草化学成分、生物活性及临床应用研究进展［J］. 中成

药，2019，41（11）：2719-2728.

[3]　曹娅，张金龙，王强. 紫苏活性成分及其生物功能的研究进展［J］. 中国食物与营养，2021，27（08）：42-49.

[4]　陈安利，张祥瑞，郗亚男，等. 覆盆子化学成分与生物活性的研究进展［J］. 黑龙江科学，2024，15（04）：14-18.

[5]　陈婧宜. 刀豆凝集素提取分离纯化及性质研究［D］. 无锡：江南大学，2008.

[6]　陈烨. 淡竹叶化学成分与药理作用研究进展［J］. 亚太传统医药，2014，10（13）：50-52.

[7]　陈怡，刘洋，覃业优，等. 淡豆豉的生理活性和生产工艺研究进展［J］. 食品安全质量检测学报，2020，11（17）：5948-5954.

[8]　崔国静，孙欢欢. 芥子的鉴别及炮制应用［J］. 首都医药，2014，21（11）：44.

[9]　代琪，白苑丁，叶俏波，等. 不同产地大枣化学成分及其药理作用研究进展［J］. 中国药物评价，2023，40（06）：506-511.

[10]　代琪，余颖祺，叶俏波，等. 中药木瓜和木瓜籽的化学成分及药理作用研究进展［J］. 亚太传统医药，2021，17（08）：219-223.

[11]　董玉洁，蒋沅岐，刘毅，等. 决明子的化学成分、药理作用及质量标志物预测分析［J］. 中草药，2021，52（09）：2719-2732.

[12]　杜少严，王意浓，康皓博，等. 栀子的药用与保健价值及其应用研究进展［J］. 中国食物与营养，2020，26（08）：60-63.

[13]　樊乃境，王冬梅，高悦，等. 山药蛋白肽对免疫能力低下小鼠的免疫调节作用［J］. 食品与发酵工业，2020，46（06）：101-107.

[14]　范倩，陈雪冰，荣莉，等. 山茱萸化学成分、生物活性、复方应用及质量控制研究进展［J］. 天然产物研究与开发，2020，32（07）：1244-1258.

[15]　封铧，张锦丽，李向阳，等. 黑芝麻的营养成分及保健价值研究进展［J］. 粮油食品科技，2018，26（05）：36-41.

[16]　高嫣. 多花黄精的活性成分及药理作用研究进展［J］. 福建农业科技，2021，52（08）：39-44.

[17]　龚频，韩业雯，翟鹏涛，等. 杜仲叶的活性成分、药理作用及其在食品加工中的应用［J］. 食品工业科技，2022，43（10）：395-404.

[18]　郭友立，谭晓梅. 动物药药理研究概况［J］. 中药药理与临床，2008，02：112-115.

[19]　何丹，张海潮，李世慧，等. 百合化学成分、药理作用及质量标志物的预测分析［J］. 中华中医药学刊，2022，40（12）：205-212，303.

[20]　贺佳仪，林颖，王长康，等. 黄酮类化合物的生物活性作用及其在畜禽中的研究进展［J］. 饲料工业，2022，43（04）：30-35.

[21]　侯振丽，胡爱林，石旭柳，等. 八角茴香的化学成分及生物活性研究进展［J］. 中药材，2021，44（08）：2008-2017.

[22]　胡明月，梁艳，王丽. 槐米化学成分与药理作用研究进展［J］. 实用中医药杂志，2021，37（12）：2141-2143.

[23]　胡清宇. 栀子的化学成分与药理作用［J］. 化工管理，2021，608（29）：94-95.

[24]　胡子聪，于阿立，刘香云，等. 食物蛋白源生物活性肽的研究进展［J］. 食品工业，2022，43

（06）：271-276.

[25] 黄秀琼，卿志星，曾建国. 莲不同部位化学成分及药理作用研究进展 [J]. 中草药，2019，50（24）：6162-6180.

[26] 吉庆，马宇衡，张烨. 白芷的化学成分及药理作用研究进展 [J]. 食品与药品，2020，22（06）：509-514.

[27] 姜鸿宇. 白茅根化学成分及其体外抗炎活性研究 [D]. 天津：天津中医药大学，2021.

[28] 李春宇，袁贞，佘春洁，等. 佛手化学成分和药理活性的研究进展 [J]. 食品与药品，2022，24（02）：187-193.

[29] 李海涛，葛翎，段国梅，等. 马齿苋的化学成分及药理活性研究进展 [J]. 中国野生植物资源，2020，39（06）：43-47.

[30] 李珂如，胡光强，吴安国，等. 山奈酚及其衍生物在神经系统疾病中的药理作用研究进展 [J]. 西南医科大学学报，2021，44（04）：412-416.

[31] 李梦娇，卢玮玉，吴彦彦，等. 灵芝功能性成分及其应用进展 [J]. 食品安全导刊，2021，318（25）：182-183.

[32] 李倩，陈燕，窦霞，等. 金银花、山银花、川银花化学成分及药理作用研究进展 [J]. 中国民族民间医药，2023，32（15）：67-72.

[33] 李淑芳，陈晓明，郭意如. 杏仁的营养成分与功能因子 [J]. 农产品加工，2004（11）：23-24.

[34] 李想，李冀. 甘草提取物活性成分药理作用研究进展 [J]. 江苏中医药，2019，51（05）：81-86.

[35] 李晓凯，顾坤，梁慕文，等. 薏苡仁化学成分及药理作用研究进展 [J]. 中草药，2020，51（21）：5645-5657.

[36] 李续娥，郭宝江，曾志. 决明子蛋白质、低聚糖及蒽醌苷降压作用的实验研究 [J]. 中草药，2003，09：77-78.

[37] 李占军，韩继新. 蒙药荜茇中生物碱的药理作用研究进展 [J]. 内蒙古石油化工，2018，44（06）：4-6.

[38] 刘付松，张开弦，姚秋阳，等. 贵州党参资源现状与研究进展 [J]. 中华中医药杂志，2023，38（07）：3245-3251.

[39] 刘琳，程伟. 槐花化学成分及现代药理研究新进展 [J]. 中医药信息，2019，36（04）：125-128.

[40] 刘琳，刘洋洋，占颖，等. 芡实的化学成分、药理作用及临床应用研究进展 [J]. 中华中医药杂志，2015，30（02）：477-479.

[41] 刘湉，李烨，张春红，等. 郁李仁化学成分及药理学研究进展 [J]. 安徽中医药大学学报，2020，39（06）：93-96.

[42] 刘晓龙，李春燕，薛金涛. 金银花主要活性成分及药理作用研究进展 [J]. 新乡医学院学报，2021，38（10）：992-995.

[43] 刘亦菲，刘兆薇，任一冉，等. 蒲公英化学成分、药理作用研究进展及质量标志物预测分析 [J]. 中华中医药学刊，2024，10：1-19.

[44] 刘莹，覃骊兰，蓝毓营. 桑葚化学成分、药理作用及质量标志物研究进展 [J]. 重庆医

学，2021，50（06）：1063-1067.

[45]　刘兆国. 基于能量代谢开展寒、热属性化合物对肿瘤生物学行为影响的比较研究 [D]. 南京：南京中医药大学，2016.

[46]　刘子全. 黑龙江穆棱红小豆高产优质栽培技术 [J]. 特种经济动植物，2024，27（04）：96-98.

[47]　柳威，邓林华，祁东利，等. 天麻及其有效成分的药理作用概述 [J]. 中药药理与临床，2021，37（04）：240-244，12.

[48]　卢金清，蔡君龙，戴艺，等. 白扁豆的研究进展 [J]. 湖北中医杂志，2013，35（12）：77-79.

[49]　卢雪雪，田慧. 肉桂的活性成分及其药理作用研究进展 [J]. 壮瑶药研究，2023，02：16-20，382.

[50]　马矜烁，许菲，范传优，等. 余甘子化学成分的提取、生物学功能及其在畜牧生产中的应用 [J]. 饲料研究，2023，46（24）：165-171.

[51]　马骊. 决明子蛋白及其纳米乳液的制备与消化特性研究 [D]. 镇江：江苏大学，2021.

[52]　马艳春，范楚晨，冯天甜，等. 茯苓的化学成分和药理作用研究进展 [J]. 中医药学报，2021，49（12）：108-111.

[53]　马艳春，吴文轩，胡建辉，等. 当归的化学成分及药理作用研究进展 [J]. 中医药学报，2022，50（01）：111-114.

[54]　孟庆龙，崔文玉，刘雅婧，等. 玉竹的化学成分及药理作用研究进展 [J]. 上海中医药杂志，2020，54（09）：93-98.

[55]　倪凯，何鹏飞，梁志庆，等. 铁皮石斛化学成分、药理作用及毒理学评价研究进展 [J]. 云南中医中药杂志，2023，44（10）：86-93.

[56]　聂思垚，聂会军，程兰，等. 姜黄素的化学成分分析及药理作用研究进展 [J]. 特产研究，2023，45（02）：169-174.

[57]　宁志雪，牛广财，朱立斌，等. 沙棘活性成分、生理功能及开发利用研究进展 [J]. 食品与机械，2021，37（11）：221-227，240.

[58]　潘红波，王衬衬，谢典，等. 橘皮素药理作用及其机制研究进展 [J]. 江西科技师范大学学报，2020，06：80-84.

[59]　潘景芝，孟庆龙，崔文玉，等. 山药功能性成分及药理作用研究进展 [J]. 食品工业科技，2023，44（01）：420-428.

[60]　裴莉昕，陈琳，王锴乐，等. 基于"气候因子—成分含量—抗氧化能力"评价不同产地葛根品质关系 [J]. 中国实验方剂学杂志，2024，30（10）：140-148.

[61]　尚明越，王嘉乐，代国娜，等. 草果化学成分、药理作用、临床应用研究进展及质量标志物预测分析 [J]. 中草药，2022，53（10）：3251-3268.

[62]　史晨旭，杜佳蓉，吴威，等. 葛根化学成分及药理作用研究进展 [J]. 中国现代中药，2021，23（12）：2177-2195.

[63]　宋艳梅，张启立，崔治家，等. 枸杞子化学成分和药理作用的研究进展及质量标志物的预测分析 [J]. 华西药学杂志，2022，37（02）：206-213.

[64]　苏优拉，陈贵林. 黄芪中黄酮类成分的研究进展 [J]. 食品安全质量检测学报，2021，12

（03）：849-857.

[65] 孙淑玲. 中药芦根的药理作用及临床应用 [J]. 中西医结合心血管病电子杂志，2016，4（36）：165.

[66] 唐森，李璐彬，覃逸明，等. 刀豆壳总黄酮提取工艺优化及其抗氧化活性研究. 食品研究与开发，2021，42（06）：76-84.

[67] 唐诗雯，李学杰. 酸枣仁汤药理与临床应用研究进展 [J]. 中国民间疗法，2024，32（09）：110-113.

[68] 唐远鹏，曾靖，黄起壬. 白果内酯药理作用的研究 [J]. 赣南医学院学报，2015，35（01）：153-155.

[69] 拓文娟，刘永琦，修明慧，等. 山楂及其有效成分治疗代谢综合征的研究 [J]. 中国中医基础医学杂志，2022，28（05）：831-838.

[70] 王宝艳，井子杨，任喜康，等. 近5年益智化学成分与药理作用研究进展 [J]. 广东药科大学学报，2023，39（04）：120-127.

[71] 王婵，杨颖博. 荷叶的化学成分与药理活性研究进展 [J]. 现代中药研究与实践，2020，34（04）：74-81.

[72] 王贵金. 蝮蛇化学成分的研究 [D]. 长春：长春中医药大学，2008.

[73] 王浩. 乌梢蛇Ⅱ型胶原蛋白调控胶原诱导性关节炎小鼠 Treg/Th17 细胞平衡的研究 [D]. 广州：南方医科大学，2014.

[74] 王会，金平，梁新合，等. 鸡内金化学成分和药理作用研究 [J]. 吉林中医药，2018，38（09）：1071-1073.

[75] 王惠，李聘. 香橼的化学成分和药理作用研究进展 [J]. 中国民族民间医药，2024，33（06）：63-73.

[76] 王慧，周康，赵余庆. 昆布的临床应用研究进展 [J]. 亚太传统医药，2010，6（12）：158-160.

[77] 王金金，毋启桐，时博，等. 小茴香炮制历史沿革、化学成分及药理作用研究进展 [J]. 中国实验方剂学杂志，2020，26（20）：178-190.

[78] 王璐，吴丽娥，贾建新. 肉苁蓉的药理作用及其在中枢神经系统疾病中的研究进展 [J]. 中华中医药学刊，2024，42（03）：50-54.

[79] 王苗苗，娄华勇，张妮，等. 罗汉果化学成分及药理研究进展 [J]. 贵州中医药大学学报，2021，43（05）：80-84.

[80] 王苗，张荣榕，马馨桐，等. 中药薤白药食同源功效探析 [J]. 亚太传统医药，2020，16（06）：195-201.

[81] 王平，童应鹏，陶露霞，等. 西红花的化学成分和药理活性研究进展 [J]. 中草药，2014，45（20）：3015-3028.

[82] 王艳慧. 化橘红的研究进展 [J]. 世界科学技术——中医药现代化，2017，19（06）：1076-1082.

[83] 魏晴. 麦芽炮制前后化学成分及药理作用研究 [D]. 哈尔滨：黑龙江中医药大学，2018.

[84] 吴超，丛晓娟，高源，等. 菊苣酸的研究现状与展望 [J]. 中华中医药杂志，2021，36（12）：7234-7238.

[85] 吴首蓉，郭晓宇，屠鹏飞，等. 西洋参化学成分、生物活性、品质评价及产品开发研究进展

[J]. 药学学报, 2022, 57 (06): 1711-1725.

[86] 吴晓红, 高生平. 马齿苋中活性成分及其药理作用的研究进展 [J]. 安徽农业科学, 2023, 51 (10): 21-24.

[87] 席少阳, 郭延秀, 马晓辉, 等. 花椒化学成分及药理作用的研究进展 [J]. 华西药学杂志, 2021, 36 (06): 717-722.

[88] 谢芯玥, 夏燕莉, 许轲, 等. 药食同源代代花药理作用及应用研究进展 [J]. 现代食品科技, 2023, 39 (10): 349-356.

[89] 徐浩南, 李昕卓, 王雨轩, 等. 五味子科简单苯丙素及黄酮类化学成分研究进展 [J]. 陕西中医药大学学报, 2024, 47 (06): 1-7.

[90] 闫晓丽. 火麻仁化学成分及其生物活性研究 [D]. 济南: 山东大学, 2016.

[91] 闫晓琪, 刘媛媛. 广藿香抗肿瘤的研究进展 [J]. 广东化工, 2024, 51 (06): 80-81, 111.

[92] 杨炳友, 杨春丽, 刘艳, 等. 小蓟的研究进展 [J]. 中草药, 2017, 48 (23): 5039-5048.

[93] 杨东生, 张越, 舒艳, 等. 砂仁化学成分及药理作用的研究进展 [J]. 广东化工, 2022, 49 (08): 111-114.

[94] 杨睿, 陈炫好, 李晋, 等. 薄荷化学成分及药理活性研究进展 [J]. 天津中医药大学学报, 2022, 41 (01): 4-13.

[95] 杨莹菲, 胡汉昆, 刘萍, 等. 乌梅化学成分、临床应用及现代药理研究进展 [J]. 中国药师, 2012, 15 (03): 415-418.

[96] 姚全才. 昆布氨酸的合成工艺及药理活性研究 [D]. 青岛: 青岛科技大学, 2020.

[97] 姚奕, 许浚, 黄广欣, 等. 香薷的研究进展及其质量标志物预测分析 [J]. 中草药, 2020, 51 (10): 2661-2670.

[98] 于凡, 王秋玲, 许利嘉, 等. 胖大海本草考证及现代应用进展 [J]. 中国现代中药, 2022, 24 (02): 352-356.

[99] 于岚, 郝正一, 胡晓璐, 等. 胡椒的化学成分与药理作用研究进展 [J]. 中国实验方剂学杂志, 2020, 26 (06): 234-242.

[100] 袁玉雪, 李畅, 代佳和, 等. 金银花废渣中绿原酸提取条件优化及抗氧化活性研究 [J]. 中国酿造, 2024, 43 (03): 170-176.

[101] 曾鹏辉, 高家菊, 普娟, 等. 高良姜炮制的历史沿革及现代化学与药理研究进展 [J]. 辽宁中医药大学学报, 2022, 24 (09): 101-105.

[102] 张爱武, 刘乐乐, 何学敏, 等. 肉豆蔻化学成分与药理活性的研究进展 [J]. 内蒙古医科大学学报, 2014, 36 (01): 85-88.

[103] 张国伟, 马俊华, 梁玉景, 等. 阿胶化学成分及保健作用研究进展 [J]. 食品科技, 2021, 46 (03): 39-43.

[104] 张明月. 葛根与粉葛解热、镇痛、抗炎药效学研究及代谢组学分析 [D]. 南昌: 江西中医药大学, 2021.

[105] 张琪, 李智, 杜俊辉, 等. 木瓜化学成分、生物活性及其应用研究进展 [J]. 食品研究与开发, 2023, 44 (19): 180-188.

[106] 张淑娟. 青果活性成分研究 [D]. 广州: 广东药科大学, 2019.

[107] 张亭亭, 胡浩宁, 李平媛, 等. 一测多评法同时测定木瓜中5种五环三萜类成分的含量 [J].

中国药房，2022，33（20）：2477-2480，2486.

[108]　张妍妍，韦建华，卢澄生，等. 桃仁化学成分、药理作用及质量标志物的预测分析［J］. 中华中医药学刊，2022，40（01）：234-241.

[109]　张运晖，赵瑛，欧巧明. 紫苏子化学成分及生物活性研究进展［J］. 甘肃农业科技，2020，536（09）：63-71.

[110]　赵春芳，朱立学. 白果活性成分的提取及其功效研究进展［J］. 仲恺农业工程学院学报，2009，22（04）：67-70.

[111]　赵文竹，张瑞雪，于志鹏，等. 生姜的化学成分及生物活性研究进展［J］. 食品工业科技，2016，37（11）：383-389.

[112]　赵雅静. 白扁豆蛋白的制备及其多酚复合物的结构与功能特性研究［D］. 镇江：江苏大学，2021.

[113]　赵禹光. 银杏白果蛋白的改性及抗氧化性研究［D］. 大连：大连工业大学，2021.

[114]　赵振华，李媛，季冬青，等. 莱菔子化学成分与药理作用研究进展［J］. 食品与药品，2017，19（02）：147-151.

[115]　郑玲，张文生. 栀子现代药理作用研究进展［J］. 环球中医药，2020，13（10）：1813-1817.

[116]　郑映红. 龙眼食药用保健成分及开发利用研究进展［J］. 北方药学，2015，12（08）：152.

[117]　周炳江，李靖，马长乐，等. 基于广泛代谢组学的云南榠子营养成分分析［J］. 食品研究与开发，2020，41（12）：42-47.

[118]　周衡朴，任敏霞，管家齐，等. 菊花化学成分、药理作用的研究进展及质量标志物预测分析［J］. 中草药，2019，50（19）：4785-4792.

[119]　朱林，唐荷，安仁波，等. 桑叶中主要活性成分、药理作用及其提取工艺的研究进展［J］. 吉林医药学院学报，2023，44（02）：144-146.

[120]　朱文菁，张宇娟，张烨，等. 珍稀濒危药用植物贺兰山丁香资源概况、化学成分和药理作用研究进展［J］. 中国野生植物资源，2024，43（03）：75-81.

[121]　左军，尹柏坤，胡晓阳. 桔梗化学成分及现代药理研究进展［J］. 辽宁中医药大学学报，2019，21（01）：113-116.

第三章

具有增强人体体质功效的药食同源品种

第一节　免疫系统及免疫机制

免疫在我们生活中随处可见，小到日常生活中我们每个人都会闹的一些小毛病，比如感冒、过敏、炎症等，大到一些严重的疾病如白血病、癌症、器官移植等，这些都与免疫息息相关。我们常说的提高免疫力，就是指提高机体的抗病能力。

免疫一词最早来自拉丁语 immunitas，意思是免除赋税。在古时，瘟疫灾害时有发生，大量的人类死于瘟疫，其中侥幸存活下来的人群在下一次发生类似的瘟疫时不会染病，在当时这部分人群被称为免于向天神赋税的人，这就免疫一词的由来。经过不断的演化，人们逐渐对免疫有了新的认识。

一、免疫系统的概念

免疫系统是机体执行免疫应答及免疫功能的组织系统，由免疫器官、免疫细胞、免疫分子组成（图3-1），免疫系统可以识别自己和非己，即能够识别机体胚系基因的编码产物和系统早期发育过程中遭遇过的物质，识别并排除非己物质。

（一）免疫器官

免疫器官由中枢免疫器官和外周免疫器官组成，是免疫细胞成熟和工作的场所。

中枢免疫器官包括骨髓和胸腺，骨髓是各类造血干细胞的发源地，也是 B 淋巴细胞（简称 B 细胞）分化成熟的场所，还是发生再次体液免疫应答的主要场所之一。胸腺是 T 淋巴细胞（简称 T 细胞）分化成熟的场所。胸腺可以发挥重要的免疫调节功

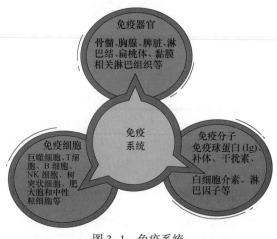

图3-1　免疫系统

能，分泌产生胸腺激素和多种细胞因子，它们既可以调节胸腺内 T 细胞的分化和发育，还可以对外周免疫器官和免疫细胞具有调节作用；在胸腺内发育的过程中，自身反应性 T 细胞被清除或被抑制，可以形成对自身抗原的中枢反应耐受。

外周免疫器官包括淋巴结、脾脏、扁桃体和黏膜相关淋巴组织等，它们是淋巴细胞定居的场所，也是接受抗原后免疫应答的主要场所。

（二）免疫细胞

免疫细胞是指参与免疫应答或者与免疫应答相关的细胞，其包括固有免疫细胞和适应性免疫细胞。

固有免疫细胞是指参加非特异性免疫应答的免疫细胞，包括巨噬细胞、树突状细胞、肥大细胞、嗜碱性粒细胞等，如图 3-2 所示。固有免疫细胞在个体出生时就已经具备，能够对入侵体内的病原体做出迅速的反应，产生非特异性抗感染的免疫作用，还能够对体内有损伤、衰老或者是畸变的细胞进行清除并参与适应性免疫应答。

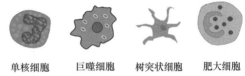

单核细胞　　巨噬细胞　　树突状细胞　　肥大细胞

嗜中性粒细胞　嗜酸性粒细胞　嗜碱性粒细胞

图 3-2　经典固有免疫细胞

适应性免疫细胞主要是指 T 淋巴细胞和 B 淋巴细胞，表面都具有特异性抗原受体，当细胞识别结合抗原后，就会启动特异性细胞或体液免疫应答，发生免疫效应。

（三）免疫分子

免疫分子是免疫系统的组成之一，主要指免疫球蛋白、补体、淋巴因子以及特异性和非特异性因子、抑制因子等参与机体免疫应答的物质。免疫分子主要由 T 淋巴细胞、B 淋巴细胞和巨噬细胞受抗原刺激后所产生。

二、免疫系统的功能

免疫系统有三种功能，分别为免疫防御、免疫监视、免疫自稳，如图 3-3 所示。

（一）免疫防御

免疫防御是指免疫系统通过正常免疫应答，阻止和清除

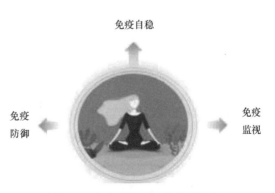

图 3-3　免疫系统的三大生理功能

入侵病原体及其毒素的功能，即抗感染免疫作用。免疫反应异常增高有可能会导致超敏反应，反应过低或缺失会出现免疫缺陷疾病或对病原体高度易感。

（二）免疫监视

免疫系统具有识别杀伤并及时清除体内突变细胞和病毒感染的细胞，防止肿瘤的发生的功能，称为免疫监视，免疫监视功能失调可能会引发肿瘤等疾病。

（三）免疫自稳

这是机体免疫系统维持环境稳定的一种生理功能。该功能正常时，机体可及时清除体内衰老、损伤、变性的细胞和免疫复合物等异物，而对自身成分保持免疫耐受。

三、免疫机制

免疫应答是指机体受抗原刺激后，免疫细胞对抗原分子识别、活化、增殖和分化，产生免疫物质发生特异性免疫效应的过程，可以分为固有免疫应答和适应性免疫应答。

（一）固有免疫应答

固有免疫应答又被称作先天性免疫或非特异性免疫，是种群在长期种系发育和进化过程中逐渐形成的一种天然防御功能，是机体抵抗病原入侵的第一道防线，是特异性免疫的基础。固有免疫应答系统主要由组织屏障、固有免疫细胞和体液物质组成，如图 3-4 所示。

人体的第一个组织屏障是皮肤黏膜及其附属成分组成的屏障，分为物理屏障、化学屏障和微生物屏障；第二个屏障是体内屏障，包括血脑屏障、胎盘屏障等。

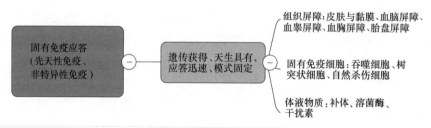

图 3-4　固有免疫应答系统

当皮肤黏膜受损或组织屏障未能阻挡大分子抗原进入人体时，机体就会引发体液免疫。当抗原（病菌或病毒）第一次感染人体时，会被先天免疫的细胞所吞噬、清除，而其中一部分细胞被统称为抗原呈递细胞，包括单核-吞噬细胞、树突状细胞、B 细胞、朗格汉斯细胞及肿瘤细胞的病毒感染靶细胞等，它们除了能吞噬、分解抗原，还能将分解后的碎片呈现给 B 细胞，使之活化、分裂，并经细胞选择等选出对抗原最具亲和力的抗体，抗体的变异区能与抗原产生专一性的结合，阻止它感染正常细胞，并用另一端的 FC 受体（FC portion）与巨噬细胞结合，使巨噬细胞吞噬抗原，达到消除细菌及病毒的目的。

（二）适应性免疫应答

适应性免疫应答可分为三个阶段：

（1）识别阶段　T 细胞和 B 细胞分别通过 T 细胞抗原受体和 B 细胞抗原受体精确识别抗原，其中 T 细胞识别的抗原必须由抗原提呈细胞来提呈。

（2）活化增殖阶段　识别抗原后的淋巴细胞在协同刺激分子的参与下，发生细胞的活化、增殖、分化，产生效应细胞（如杀伤性 T 细胞）、效应分子（如抗体、细胞因子）和记忆细胞。

（3）效应阶段　由效应细胞和效应分子清除抗原。

四、免疫力下降的危害

免疫力下降，会导致人体更加容易被各种病原体侵入，很容易受到外界感染，从而增加患病的概率，还容易导致机体出现精神疲劳、容易衰老等情况。

免疫力下降主要表现为易感染。正常人伤口恢复快，免疫力下降者恢复较慢。并且容易出现伤口红肿流脓等感染症状。当身边的人感冒时，免疫力减弱的人也容易被感染。免疫力下降的患者也会反复感冒，会感到疲劳、全身无力、耐力差。免疫力下降的患者还可能出现精神萎靡、注意力不集中、记忆力下降等症状。免疫能力低的人会加速身体的衰老速度，身体正常的代谢速度会受到一定的影响。免疫力低下导致的情况如图 3-5 所示。

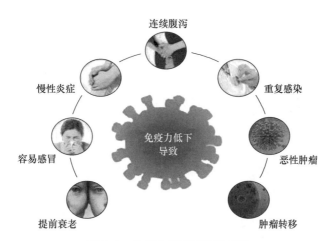

图 3-5　免疫力低下导致的情况

免疫力低下还可能会引起呼吸道疾病、消化系统疾病、结缔组织疾病等。

（1）呼吸道疾病　当人体免疫力低下时，机体免疫系统的功能容易降低，导致身体容易被细菌、病毒等致病微生物感染，从而导致上呼吸道感染、肺炎、支气管炎等呼吸道疾病。

（2）消化系统疾病　人体免疫力低下时，容易导致细菌、病毒等病原体侵入消化道，进而引发急性胃肠炎、细菌性腹泻、感染性腹泻、细菌性痢疾等消化道疾病。

（3）结缔组织疾病　当机体免疫力低下时，免疫功能发生紊乱，容易引发结缔组织疾病，如结核病、类风湿性关节炎、干燥综合征、系统性红斑狼疮等。

当出现疑似免疫力下降的情况，要及时去医院查明原因，在医生的指导下进行正规治疗。免疫力的下降可以通过加强运动、改善饮食、调整生活习惯来调节。应加强体育锻炼，多做户外活动，如跑步、太极拳、游泳等，可以提高机体免疫力，但要避免过度劳累。

在饮食上，要注意多样化，合理分配各类食物的摄入量，如蔬菜、水果、豆类、谷类、坚果、肉、蛋和奶制品等。保证营养均衡，少吃油腻、辛辣等刺激性食物。

第二节　提高免疫力的药食同源品种

一、提高免疫力的品种

通过查阅整理大量文献得知，具有增强免疫力功效的药食同源品种有 63 种，分别是山药、山楂、马齿苋、木瓜、火麻仁、玉竹、甘草、白芷、白果、白扁豆、龙眼肉、佛手、决明子、百合、余甘子、沙棘、花椒、阿胶、鸡内金、昆布、枣（大枣、酸枣）、罗汉果、金银花、鱼腥草、枸杞子、茯苓、香薷、橘红、桑叶、桑葚、莲子、菊花、黄精、紫苏、紫苏子、葛根、槐花、蒲公英、酸枣仁、鲜白茅根、薏苡仁、藿香、当归、西红花、党参、肉苁蓉、西洋参、黄芪、灵芝、天麻、小茴香、肉豆蔻、姜、香橼、桔梗、益智仁、菊苣、鲜芦根、薤白、覆盆子、姜黄、山茱萸、杜仲叶。

目前这 63 种已知的可以增强免疫力的药食同源品种中，仍有一部分发挥药效作用的成分和机制不明确，如肉豆蔻醇提物能够增加免疫器官的脏器指数、提高肿瘤抑制率，且明显增强 T 淋巴细胞百分数，表明肉豆蔻能够增强免疫功能，但作用机制仍需进一步研究；生姜能促进脾细胞抗体的生成，增加小鼠腹腔巨噬细胞吞噬活性及细胞毒活性，增强自然杀伤细胞（NK 细胞）杀伤活性等，作用的成分尚不明确；香橼多糖具有潜在的免疫活性，具体机制还有待研究；益智仁可提高大鼠的吞噬指数和吞噬率，并能提高 NK 细胞活性，表明益智仁对体液免疫和细胞免疫均有一定的提高作用，但具体作用的成分尚待研究；鲜芦根水提物能提高淋巴细胞的转化程度，提高 T 细胞的免疫应答功能，作用成分有待明确；薤白增强了巨噬细胞分泌 IL-1（IL，白细胞介素）、IL-2、肿瘤坏死因子（TNF）等细胞因子的活性和 NK 细胞的细胞毒作用，即增强了机体非特异性免疫功能，同时能增强机体的特异性免疫功能，但具体作用的化合物还不明确。

上述的 63 种可提高免疫力的药食同源品种大多可以作为免疫调节剂或者可以辅助

增强免疫力，可以适当地按照不同体质的要求，在平常饮食中加入，提高个人的身体素质。

二、药食同源品种中具有提高免疫力功能的功效成分

在药食同源品种中，具有提高免疫力功效的成分有多糖类、萜类、黄酮类、挥发油类和其他化合物，其中主要以多糖类化合物为主。

（一）多糖类

多糖是一类生物大分子，在自然界中广泛分布，拥有多种功效。多糖具有免疫调节、抑制肿瘤、延缓衰老、抗氧化、增强机体免疫力等多种生物活性。药食同源品种中的植物多糖因来源广泛、副作用小和疗效显著而备受关注，它可通过介导宿主起作用，无细胞毒性，作用于机体不产生抗药性，是天然的免疫调节剂或免疫增强剂。植物多糖多途径、多靶点改善机体的免疫功能。研究发现植物多糖调节机体免疫力的机制主要有：

（1）促进细胞因子分泌，如白细胞介素、肿瘤坏死因子等；

（2）促进免疫器官生长；

（3）激活免疫细胞活性，如自然杀伤细胞、巨噬细胞、B 淋巴细胞、T 淋巴细胞等；

（4）激活补体系统；

（5）促进血清中免疫球蛋白分泌；

（6）直接破坏或清除病原菌等。

多糖能够作用于免疫系统，引起免疫应答，具有良好的生物相容性并且低毒，是优秀的疫苗佐剂候选药物。多糖的来源广泛、种类繁多，不同多糖所产生的免疫效果也不相同。通过整理文献了解到在药食同源品种中有 41 种植物多糖可以起到改善机体免疫力的作用，分别是山药多糖、马齿苋多糖、玉竹多糖、甘草多糖、白芷多糖、白扁豆多糖、龙眼肉多糖、佛手多糖、决明子多糖、百合多糖、余甘子多糖、沙棘多糖、鸡内金多糖、昆布多糖、大枣多糖、酸枣多糖、罗汉果多糖、金银花多糖、鱼腥草多糖、枸杞多糖、茯苓多糖、橘红多糖、桑叶多糖、桑葚多糖、莲子多糖、菊花多糖、黄精多糖、葛根多糖、槐花多糖、蒲公英多糖、酸枣仁多糖、白茅根多糖、薏苡仁多糖、当归多糖、党参多糖、西洋参多糖、黄芪多糖、灵芝多糖、天麻多糖、山茱萸多糖、杜仲叶多糖。

这些年来研究人员对山药多糖的活性物质研究较多。山药多糖是山药的重要活性成分。山药多糖在某种程度上可以通过诱导免疫因子的产生增强机体的免疫功能，从而起到体内外免疫调节的作用。山药多糖使机体内 T 淋巴细胞的百分比有明显升高，使体内发挥吞噬作用的巨噬细胞数量也显著提高，自然杀伤细胞的活性也得到了很大的提高。

山药多糖还能显著提高血清 IL-2 和 TNF 含量及外周血淋巴细胞增殖活性，降低血

清低密度脂蛋白、总胆固醇和甘油三酯含量。淋巴细胞是重要的循环免疫细胞，在维持免疫功能和调节炎症中发挥关键作用。淋巴细胞增殖是宿主免疫应答的关键事件，通过研究发现，大鼠对山药多糖饮食补充的反应积极。与其他三组相比，山药多糖补充组增加了淋巴细胞的增殖活性，但在经过一段时间后会降低淋巴细胞的增殖活性，这可能与山药多糖中含有的其他成分有关（山药多糖中碳水化合物含量为 909.1g/kg）。显然，山药多糖对淋巴细胞增殖活性的刺激作用随剂量增加而降低。实验结果清楚地表明适当的剂量对于引起对淋巴细胞增殖和功能的不良影响至关重要。诸多研究显示，山药多糖在一定剂量下拥有免疫调节活性，能够增强先天免疫和适应性免疫。山药粗多糖能够提高正常小鼠的免疫器官指数和吞噬指数，增强非特异性免疫，增加血清溶血素含量和促进迟发型变态反应而增强体液免疫和细胞免疫。

龙眼肉多糖能够增加淋巴器官脏器系数，激活树突状细胞、T 淋巴细胞、B 淋巴细胞、淋巴因子激活的杀伤细胞、巨噬细胞、自然杀伤细胞等免疫细胞，是一种良好的免疫调节剂，主要表现在龙眼肉多糖能促进细胞因子的生成，促进抗体产生，激活补体系统，对免疫系统发挥多方面的调节作用。龙眼肉多糖的主要活性成分是 LP Ⅱ，适度降解 LP Ⅱ 能促进增强其免疫调节活性。LP Ⅱ 能刺激脾淋巴细胞及 B 细胞增殖，并促进 B 细胞抗体生成，但对 T 细胞激活作用不明显。

白芷多糖能增强环磷酰胺导致的免疫力低下小鼠的非特异性免疫和特异性免疫作用，提高免疫功能，有望作为有效的免疫调节剂。研究发现该作用呈现剂量依赖性，这为白芷多糖的进一步临床应用提供了基础数据。查阅文献发现，白芷多糖对动物皮肤的免疫功能也有增强作用，还能提高体外培养的皮肤细胞活力。但目前的研究也存在着不足。多糖与其他大分子不同，其纯品也是由不同多糖结构域组成的杂多糖，虽然白芷多糖的免疫调节活性较好，但其主要的活性多糖组分不明确，且其可能的调节机制还不明确。研究了白芷粗多糖对树突状细胞膜受体和 MAPK/NF-κB 信号通路的影响，验证了白芷粗多糖能够激活树突状细胞，上调细胞表面分子 CD86 和 MHC-Ⅱ 的表达，提高树突状细胞中 IL-12 和 TNF-α 的含量，表明白芷粗多糖具有免疫调节能力。

国内外的研究表明，茯苓多糖具有调节免疫功能的功效。通过灌胃给予黑曲霉发酵茯苓多糖，增强了免疫力低下的小鼠体内免疫球蛋白 G（IgG）、免疫球蛋白 M（IgM）的含量，提升了其免疫应答能力，达到对肿瘤细胞的消杀作用。采用噻唑蓝比色法检测免疫应答能力与茯苓多糖剂量的相关性，试验表明茯苓多糖可抑制刀豆蛋白 A（ConA）引起的 T 细胞增殖，并随着浓度的增加，抑制效果得到提升，可有效降低脂多糖刺激的 B 细胞的增长。茯苓多糖促进 B 淋巴细胞免疫球蛋白的合成，增强机体体液免疫力，能增强巨噬细胞的吞噬功能，促进巨噬细胞释放一氧化氮，调节巨噬细胞分泌细胞因子，增强机体固有免疫。茯苓多糖既可以调节固有免疫，也可以调节适应性免疫中的细胞免疫与体液免疫，能激活 T 淋巴细胞并促进其增殖，同时调节 T 淋巴细胞分泌细胞因子，增强机体细胞免疫力。

蒲公英含有多种植物化学物质，包括多糖、低聚糖、类黄酮、生物碱、酚酸和萜烯。传统上，蒲公英已被用于治疗各种健康问题，包括脾脏和肝脏疾病、消化不良、胆囊疾病、消化问题和炎症。蒲公英多糖在人肝癌细胞系体外和小鼠模型中抑制肝癌细胞增殖。蒲公英多糖是由葡萄糖、半乳糖、阿拉伯糖、鼠李糖和葡萄糖醛酸组成的 α 型多糖。

此外，蒲公英提取物及其多糖能够明显提高免疫力低下小鼠的吞噬指数，同时小鼠腹腔巨噬细胞吞噬功能和血清溶血素含量均有所增加，表明蒲公英多糖能够提高机体的非特异性及特异性免疫功能，说明蒲公英多糖对细胞免疫也起到了很好的促进作用。蒲公英多糖还能有效减轻小鼠免疫器官的萎缩，表明对小鼠的整体免疫机能有一定程度的提高。

黄芪多糖对中枢和外周免疫器官（包括骨髓、胸腺、淋巴结、脾脏和黏膜组织）有免疫调节作用。此外，黄芪多糖对多种免疫细胞具有免疫调节作用。研究表明，黄芪多糖能促进巨噬细胞、自然杀伤细胞、树突状细胞、T 淋巴细胞、B 淋巴细胞和小胶质细胞的活性，诱导多种细胞因子和趋化因子的表达。研究发现，黄芪多糖对维持辅助性 T 淋巴细胞亚群的稳定发挥重要作用，使其分泌失衡的细胞因子重新回到正常分泌水平。黄芪多糖可明显增加环磷酰胺诱导的免疫抑制小鼠腹腔巨噬细胞的吞噬作用，并使免疫抑制小鼠的淋巴细胞转化速度明显增加，对血清抗体浓度、树突状细胞分化、红细胞免疫及 T 淋巴细胞亚群具有调节作用。黄芪多糖激活 B 细胞，促进巨噬细胞的增殖并增加细胞因子的产生。黄芪多糖的免疫调节作用使其有望用于治疗许多疾病，包括癌症、感染、1 型糖尿病、哮喘和自身免疫性疾病。其抗癌作用最为突出。简而言之，黄芪多糖是一种有价值的免疫调节药物，但需要进一步的高质量研究来证实其临床疗效。

黄精多糖能够显著提高免疫抑制小鼠的脾脏和胸腺的脏器指数，有增强小鼠免疫器官功能的作用；黄精多糖还能显著增强免疫低下小鼠腹腔巨噬细胞的活性，使其吞噬能力提高，还能促进小鼠 T 淋巴细胞、B 淋巴细胞显著增殖。黄精多糖可以增强刀豆蛋白 A 诱导小鼠脾淋巴细胞分泌白细胞介素 2 和干扰素的作用，且能促进巨噬细胞分泌 IL-6、肿瘤坏死因子。由此体现黄精多糖可能在细胞免疫和体液免疫功能上均发挥积极的调节作用，激活机体的特异性免疫应答反应。

枸杞子在中国和亚洲其他一些国家被广泛用作促进健康和长寿的食品和草药。在现代药理学和化学研究中，枸杞子中含一组独特的水溶性糖复合物，统称为枸杞多糖。大量的现代药理学研究表明，枸杞多糖具有抗衰老、抗糖尿病、抗纤维化、神经保护和免疫调节等作用，其中免疫调节为主要作用。研究表明，枸杞多糖影响免疫功能的作用机制是通过和 T 细胞、B 细胞、巨噬细胞以及多形态核淋巴细胞等的相互作用。通过对比分离纯化得到的 4 种枸杞多糖组分的免疫活性，发现分子质量较大的多糖组分可增强巨噬细胞活性，分子质量较低的多糖组分也具有一定的免疫调节活性。枸杞多糖增强巨噬细胞的活性是通过激活 T 细胞产生巨噬细胞活化因子介导的。

许多报告表明，灵芝多糖在体内和体外均有调节免疫功能。灵芝多糖的免疫调节作用广泛，包括促进抗原呈递细胞、单核藻细胞系统、体液免疫和细胞免疫的功能。研究发现与胃癌模型低大鼠相比，灵芝多糖显著降低大鼠血清中的 IL-6 和 TNF-α 的水平，同时升高血清中 IL-2、IL-4 和 IL-10 的水平。灵芝多糖是一种有效的免疫调节剂，能够全面且有效地影响免疫细胞，包括 B 淋巴细胞、T 淋巴细胞、巨噬细胞、NK 细胞和树突状细胞的功能，同时释放多种趋化因子、细胞因子和生长因子，从而调节机体先天性免疫和适应性免疫。此外，对灵芝多糖处理的大鼠组施用灵芝多糖以剂量依赖性方式改善了其血清和胃组织中超氧化物歧化酶、过氧化氢酶和谷胱甘肽过氧物酶的水平。这些发现表明，灵芝多糖可以增强胃癌大鼠的免疫力和抗氧化活性。

（二）萜类

萜类化合物具有多种功效，如抗炎、祛风、驱虫、止咳、解热、镇痛等。实验研究表明萜类化合物还具有提升免疫力的作用，在药食同源植物中就存在不少可以提高机体免疫力的萜类化合物，如山楂熊果酸、木瓜齐墩果酸、木瓜熊果酸、甘草酸、灵芝三萜等。

甘草酸（Glycyrrhizic acid, GA）是甘草中主要的三萜皂苷类化合物，具有抗炎、抗病毒等多种药理活性。实验证明，使用三种体内和体外过敏反应模型研究了甘草酸对免疫球蛋白 E 介导的过敏反应的抗过敏活性和可能的作用机制。实验结果显示甘草酸可抑制 IL-4 水平升高，恢复 TH 1/TH 2 细胞的免疫平衡（TH1、TH2 细胞为辅助性 T 细胞的两种不同亚型），且呈剂量依赖性。此外，甘草酸显著减弱了产生变应原特异性的 IgE 和 IgG 1 的 B 细胞，部分原因是 TH 2 细胞因子水平低。

体内被动皮肤过敏反应和体外基于大鼠嗜碱性细胞白血病细胞（RBL-2 H3 细胞）的免疫测定均表明甘草酸可作为"肥大细胞稳定剂"，因为它通过抑制 *Orai1*、*STIM1* 和 *TRPC1* 基因的表达来抑制肥大细胞脱粒和降低血管通透性，从而阻断细胞外 Ca^{2+} 内流。本研究提示，*GA* 可能作为一种有效的食物源性抗过敏剂，用于预防和治疗 *IgE* 介导的过敏反应。甘草酸能触发干扰素的产生，干扰素是细胞在遭受病毒攻击时表达的广谱抗病毒蛋白家族，通常作为感染病毒时先天免疫和适应性免疫的效应器来参加免疫反应。甘草酸诱导干扰素的产生增加了巨噬细胞和自然杀伤细胞的活性，并通过加速 *IL-2* 的产生调节淋巴细胞的生长。

山楂熊果酸能显著升高外周血的白细胞数，增强腹腔巨噬细胞的吞噬功能，促进脾淋巴细胞增殖。因此山楂提取物可能通过熊果酸和山楂黄酮促进仔猪脾淋巴细胞的增殖，提升血清中 *IgA* 和 *IgM* 含量，从而改善仔猪的免疫功能。

灵芝三萜通过促使免疫细胞 *CD3*、*CD4* 亚群细胞表达 *CD69* 和抗体 *HLA-DR*，来促进 T 淋巴细胞（CD3 细胞）的活化，从而提高机体免疫力。

木瓜齐墩果酸及木瓜熊果酸能显著提高荷瘤小鼠巨噬细胞的吞噬作用，可以降低血清中丙二醛含量、减少迟发型超敏反应（*DTH*）的发生频率、提高超氧化物歧化酶（*SOD*）活性。

（三）黄酮类

黄酮类化合物对机体免疫系统具有重要的调节作用，是近年来的研究热点。黄酮类化合物发挥免疫调节作用主要是通过影响非特异性免疫、体液免疫、免疫器官、细胞免疫以及免疫相关信号传导通路来实现。虽然近些年来的研究不断深入，但是由于黄酮类化合物结构较为多样、药效相对缓慢、作用机制不明确，并且对目前的一些疾病缺乏针对性和选择性，这大大限制了黄酮类化合物作为免疫调节药物的临床应用，所以黄酮类化合物发挥增强免疫力的作用还有待进一步的研究和发展。在药食同源植物中通过黄酮类化合物发挥提高免疫力作用的品种有山楂、沙棘、鱼腥草、紫苏等。

山楂黄酮具有免疫调节作用，可增强免疫力低下小鼠吞噬系统的吞噬廓清能力，可提高免疫力低下小鼠的免疫脏器指数，对小鼠脾细胞和淋巴细胞的体外增殖均有促进作用，还可增加免疫力低下小鼠外周血白细胞数量。山楂黄酮也能调节 $TH1$ 细胞因子（$IFN-\gamma$）以及 $TH2$ 细胞因子（$IL-6$、$IL-4$）分泌。研究发现山楂黄酮显著降低了胸腺基质淋巴细胞生成素的产生和 $IL-1\beta$ 的表达，可用于治疗过敏反应的潜在药物。山楂黄酮还能提高淋巴细胞亚群 $CD4+/CD8+$ 比例，提高淋巴细胞进入 DNA 合成期的百分比。山楂黄酮显著增加免疫球蛋白含量和肝脏抗氧化能力，显著促进生长性能和生长相关基因的表达，增强免疫力，提高肝脏抗氧化能力和抗哈氏弧菌感染能力。

经细胞实验证明，沙棘黄酮可调节多种与免疫功能和炎症相关的信号分子（包括多种细胞因子）的产生和水平。沙棘黄酮可刺激人外周血单核细胞中白细胞介素-6（$IL-6$）和肿瘤坏死因子-α（$TNF-\alpha$）的产生。然而，在沙棘黄酮处理的人外周血单个核细胞中发现 $p-I\kappa B$、$NF-\kappa B$ 和 $p-p38$ 蛋白的表达增加，$CD\ 25$（$IL-2\ R$）的表达显著抑制。在小鼠巨噬细胞系 $RAW\ 264.7$ 中未发现一氧化氮（NO）产生的改变。

这些观察结果表明，膳食沙棘黄酮通过刺激 $IL-6$ 和 $TNF-\alpha$ 的分泌，从而增强机体的免疫反应，对抵抗微生物感染起到有益的效果。沙棘黄酮能够提高 $D-$半乳糖致衰老大鼠白细胞数目而起到增强免疫力的作用，还可显著提高 $D-$半乳糖致衰老大鼠的鸡红细胞致敏抗体——溶血素的生成，这表明沙棘黄酮具有增强机体体液免疫功能的作用。沙棘黄酮还能增强小鼠特异和非特异性免疫功能，增加小鼠白细胞溶菌酶浓度、吞噬功能、总补体含量；促进抗体生成，使血清抗体水平升高；使血液 T 细胞比例增加。

鱼腥草中的总黄酮成分和挥发油成分如鱼腥草素，可明显增加 T 细胞数量从而提高免疫力低下小鼠和受 X 射线辐射的小鼠的免疫功能。

紫苏黄酮能提高免疫力低下小鼠的巨噬细胞碳粒廓清指数 K 及吞噬指数 α，可促进小鼠胸腺及脾脏生长发育，使其免疫器官指数升高，免疫能力增强，可增强小鼠的非特异性免疫功能，有效地发挥免疫调节作用。

（四）挥发油类

药食同源品种一般有香味的都含有挥发油，如花椒、香薷、紫苏、藿香等，这类物质化学成分比较复杂，主要含有硫化物、萜类及芳香族化合物等。在药理研究上，挥发油增强免疫的功效备受关注。研究证实，一部分挥发油具有显著的增强免疫力的作用，可提高血清中的溶菌酶含量和一些酶的活性。在药食同源植物中，具有提高免疫力功效的挥发油类化合物有花椒挥发油、香薷挥发油、紫苏挥发油、藿香挥发油等。

巨噬细胞是机体进行免疫应答的主要细胞之一，花椒挥发油可以增强巨噬细胞 $C3b$ 的一种受体和 $IgGFc$ 受体的活力和功能，具有免疫调节作用。花椒挥发油通过增加机体溶菌酶含量来增强抗感染免疫作用，调节非特异性免疫、特异性免疫、肿瘤免疫等。有实验表明，花椒中存在大量的活性物质，对变形杆菌、炭疽杆菌、霍乱弧菌等革兰氏阴性菌、大肠杆菌、金黄色葡萄球菌等均有不同程度的抑制作用，从而提高机体抗病力。

在免疫应答方面，香薷挥发油具有增强机体特异性和非特异性免疫应答、提高机体防御机制的作用。香薷挥发油提高机体胸腺指数，增强"肺气虚"小鼠血清 $IL-1$、$IL-2$ 功能，表明香薷挥发油对"肺气虚"证小鼠具有免疫调节作用。香薷挥发油可以增加脾脏重量，促进 T 淋巴细胞和 B 淋巴细胞的增殖，增强脾脏抗体细胞合成和分泌抗体的活力。香薷挥发油在体外对绿脓杆菌、革兰氏阴性的痢疾杆菌、金黄色葡萄球菌、肺炎链球菌等具有抑菌作用。

紫苏挥发油能显著提高小鼠免疫器官指数、腹腔巨噬细胞活性、血清溶菌酶含量，显著降低大肠杆菌数。紫苏挥发油还可以提高小鼠体重、脾脏和胸腺指数、腹腔巨噬细胞酸性磷酸酶活性。这些证明了，紫苏挥发油对小鼠的生长和免疫力有增强作用。紫苏挥发油可以增强小鼠的细胞免疫与体液免疫功能，从而提高其机体对外来病原菌的防御能力。

藿香挥发油具有免疫调节作用，对外周白细胞具有非常显著的活化作用，能够活化腹腔巨噬细胞、使脾淋巴细胞增殖，明显增加小鼠体重、升高脾脏和胸腺指数、增强腹腔巨噬细胞酸性磷酸酶活性，增加 $IL-2$ 含量、IgM 和 IgG 含量。藿香醇可使免疫功能低下的小鼠胸腺指数、脾指数、血清溶血素含量和廓清指数升高，并且抑制流感病毒感染导致的小鼠脾和胸腺的缩小，使机体免疫功能提高。

（五）其他化合物

1. 蛋白质类

植物蛋白在机体的免疫调节方面发挥重要作用。植物蛋白对机体特异性免疫与获得性免疫、细胞免疫与体液免疫均有影响，主要是通过影响白细胞以及 DNA、RNA、淋巴细胞、蛋白质的合成、网状内皮系统、巨噬细胞和体内 $cAMP$ 与 $cGMP$ 的含量，致使抗体生成，白细胞介素、干扰素等细胞因子诱生增多而调节机体的免疫功能。

山药是一种著名的食品，被广泛用作传统中药。有研究评估了山药糖蛋白的免疫调节活性，并探讨其可能的分子机制。结果表明，山药糖蛋白可以提高正常小鼠的细胞免疫、体液免疫和吞噬系统功能。山药糖蛋白还可以增加 $TNF-\alpha$、$IL-6$ 和一氧化氮的产生，并增强巨噬细胞的胞吞功能。此外，山药糖蛋白增加了腹膜巨噬细胞中 $p38$、JNK、$ERK1/2$ 和核因子 κB（$NF-\kappa B$）$p65$ 蛋白的表达。综上所述，表明山药糖蛋白可以用作潜在的免疫刺激剂，并通过丝裂原活化的蛋白激酶和 $NF-\kappa B$ 信号通路发挥其免疫调节活性。山药蛋白肽能通过激活和保护免疫系统中的免疫器官、免疫细胞和免疫活性物质发挥免疫调节作用，进而增强机体的免疫防御能力。

火麻仁蛋白具有免疫调节功能，其可显著提高机体内淋巴细胞中 $CD+4$ T 辅助细胞（TH 细胞）的百分比，还可以提高 $CD+4/CD+8$ 的比值，提示火麻仁蛋白可能通过增加 $CD+4/CD+8$ 的比值而实现增强免疫调节功能的作用。

白果清蛋白增强正常小鼠的巨噬细胞非特异性吞噬能力，能刺激正常小鼠免疫器官的增长，从而发挥免疫调节作用。白果清蛋白还能增强体内 T 淋巴细胞的细胞免疫活性和 B 淋巴细胞的体液免疫活性。

在细胞免疫中，紫苏子蛋白可以提高 T 淋巴细胞、B 淋巴细胞增殖率，并随着浓度的增加呈现出先增加后降低的趋势，紫苏子蛋白还能显著促进 T 淋巴细胞分泌 $IL-2$，从而刺激细胞免疫和体液免疫的发生。

2. 活性肽类

阿胶肽对机体的免疫功能具有正向调节作用。阿胶肽可以提高体液免疫及细胞免疫功能，能够通过促进脾淋巴细胞转化增殖、增加血清溶血素水平、增强迟发型变态反应和增加脾细胞抗体生成来发挥调节免疫功能的作用。

3. 苯丙素类

菊花绿原酸可显著增加流感病毒抗原引起的 T 细胞增殖；在体内体外可刺激淋巴细胞分泌 $TNF-\alpha$ 和 $INF-\gamma$，发挥免疫调节作用。研究显示绿原酸还可以诱导人淋巴细胞及人外周血白细胞生成 $IFN-\gamma$ 及 $IFN-\alpha$。

参考文献

［1］胡政宇，周鸿立. 白芷多糖提取分离及其生物活性的研究进展［J］. 中国调味品，2017，42（12）：174-177.

［2］刘颖，张金莲，邓亚羚，等. 黄芪多糖提取、分离纯化及其药理作用研究进展［J］. 中华中医药杂志，2021，36（10）：6035-6038.

［3］娄京荣. 花椒化学成分及药理活性研究［D］. 济南：济南大学，2019.

［4］裴凌鹏，崔箭. 维药肉豆蔻体内抗肿瘤及其免疫调节作用的实验研究［J］. 中国民族民间医药，2009，18（03）：23-24.

［5］田纪祥，钟俊武. 益智仁对小鼠的免疫调节作用的研究［J］. 世界最新医学信息文摘，2018，90：87.

［6］童辉. 龙眼肉多糖 LGP50 和 LGP50S-1 免疫调节及抗衰老作用研究［D］. 广州：暨南大学，2014.

［7］万京华，章晓联，辛善禄. 薤白对小鼠免疫功能的影响［J］. 承德医学院学报，2005，03：188-190.

［8］韦玉芳，窦志英，金传山，等. 中药汤剂中的微粒研究进展［J］. 药学学报，2023，58（02）：339-350.

［9］ 温思萌. 茯苓残渣多糖提取工艺、体外活性及其应用研究［D］. 邯郸：河北工程大学，2021.

［10］ 肖潮勇. 蒲公英多糖结构及活性研究［D］. 佳木斯：佳木斯大学，2016.

［11］ 许家其，张海红. 广藿香作用的研究进展［J］. 神经药理学报，2020，10（03）：27-32.

［12］ 张祺嘉钰，赵佩媛，孙静，等. 山楂的化学成分及药理作用研究进展［J］. 西北药学杂志，2021，36（03）：521-523.

［13］ 张泽涛，和承尧，李建成，等. 香薷籽及其油脂中挥发油成分的分析研究［J］. 云南化工，2016，43（01）：53-56.

［14］ 周浩楠，胡娜，董琦，等. 沙棘化学成分及药理作用的研究进展［J］. 华西药学杂志，2020，35（02）：211-217.

［15］ Kong X F, Zhang Y Z, Yin Y L, et al. Chinese yam polysaccharide enhances growth performance and cellular immune response in weanlingrats［J］. Journal of the Science of Food and Agriculture，2009，89（12）：2039-2044.

［16］ Xiao Z, Deng Q, Zhou W, et al. Immune activities of polysaccharides isolated from *Lycium barbarum* L. What do we know so far［J］. Pharmacology & Therapeutics，2022，229：107921.

第四章

具有辅助降血糖、降血脂、降血压功效的药食同源品种

第一节　辅助降血糖的药食同源品种

一、糖尿病的概念及发病原因

（一）糖尿病的概念

糖尿病是由于遗传和环境因素相互作用引起人体胰岛素分泌不足、胰岛素作用缺陷或二者同时存在所致的全身性疾病，是一种以高血糖为特征的代谢性疾病，机体长期处于高血糖状态，导致眼睛、肾脏、心脏、血管以及神经系统的慢性损害和功能障碍。糖尿病的诊断标准：正常——空腹血糖≤6.1mmol/L，餐后血糖≤7.8mmol/L；糖尿病——空腹血糖≥7.0mmol/L，餐后血糖≥11.1mmol/L。糖尿病的发病率在全球范围内仍在增长，已经成为全世界关注的焦点。根据国际糖尿病联合会（International Diabetes Federation，IDF）官网发布的数据，2021年全球成年糖尿病（20~79岁）患者人数达到5.37亿。与2019年相比，糖尿病患者增加了7400万，增幅将近16%。国际糖尿病联合会推测，到2045年糖尿病患者人数将达到7.83亿，成年人患病比例可能达到总人口的1/8。2011—2021年，我国糖尿病患者人数由9000万增到了1.4亿，增幅达56%，预计2030年我国糖尿病患者人数将达到1.64亿。糖尿病患者逐年增加，其已经成为继癌症、心脑血管疾病之后的严重危害人类健康的慢性疾病。

（二）糖尿病的发病原因

糖尿病的类型不同，其发病原因也不大相同。目前糖尿病可分为四个类型，分别是1型糖尿病（胰岛素依赖型）、2型糖尿病（非胰岛素依赖型）、妊娠糖尿病、特殊型糖尿病（继发性糖尿病）。

1型糖尿病：其是由于胰岛素绝对缺乏引起的高血糖，1型糖尿病患者的胰岛β细胞被破坏，胰岛素分泌缺失或明显减少，引起血糖水平的持续增高导致糖尿病。一些患

者中可能没有胰岛 β 细胞自身免疫性破坏的证据，这被称为特发性 1 型糖尿病。1 型糖尿病是由于遗传因素、环境因素和自身免疫因素相互作用，破坏产生胰岛素的 β 细胞而发生的疾病。病因有：自身免疫系统缺陷——1 型糖尿病患者的血液中可查出多种自身免疫抗体，如谷氨酸脱羧酶抗体、胰岛细胞抗体等。这些异常的自身抗体可以损伤人体胰岛分泌胰岛素的 β 细胞，使之不能正常分泌胰岛素；遗传因素——遗传缺陷是 1 型糖尿病的发病基础，这种遗传缺陷表现在人第 6 对染色体的人类白细胞抗原及其他基因位点上，研究发现 1 型糖尿病有家族性发病的特点，如果父母患有糖尿病，与无此家族史的人相比，其子女更易患上此病；环境因素——包括饮食、环境自然辐射等；病毒感染——1 型糖尿病患者发病之前的一段时间内常有病毒感染史，而且 1 型糖尿病的发生往往出现在病毒感染流行之后。比如引起流行性腮腺炎和风疹的病毒，以及能引起脊髓灰质炎的柯萨奇病毒家族，都在 1 型糖尿病中起作用；其他因素——氧自由基等，有待进一步研究。

2 型糖尿病：是最常见的糖尿病类型，多发病于成年人，占糖尿病患者的 90% 以上。凡是不能明确诊断为其他类型糖尿病（1 型、妊娠型、特殊型）者，都可暂归 2 型糖尿病。典型特征为"三多一少"，即多食、多饮、多尿，消瘦或体重减轻，由于代谢异常，还会出现乏力、易疲劳之感。肥胖者发病率高，常伴有高血压、血脂异常、动脉硬化等疾病。目前对 2 型糖尿病的病因仍然认识不足，病因较为复杂，一般认为，其是在遗传因素和环境因素共同作用下，机体出现胰岛素抵抗和胰岛 β 细胞功能缺陷所致。遗传因素——2 型糖尿病遗传性相对比较大，家族共患机会比较多；生活方式——少动、多食、多热量的生活习惯，肥胖的状态以及运动量减少都是 2 型糖尿病发生的重要原因；一些药物——糖皮质激素、噻嗪类利尿剂、β 受体阻滞剂及他汀类药物可能诱发 2 型糖尿病。2 型糖尿病可以通过改变生活方式进行预防。

妊娠糖尿病：这是在妊娠前糖代谢正常或有潜在的糖耐量减退的女性，在妊娠期出现或确诊的糖尿病，其症状会出现口渴多饮、排尿困难、饥饿增加、视物模糊等。病因包括：妊娠期间，胎盘产生的激素可导致胰岛素更难发挥作用，孕妇无法产生足够胰岛素以维持血糖正常时，可能出现糖尿病；孕妇家族史——孕妇有糖尿病家族史，糖尿病母系遗传；孕妇自身因素——年龄大于 35 岁，妊娠前肥胖或超重、饱和脂肪酸摄入过多等；妊娠分娩史——有不良孕产史、巨大儿分娩史、流产史等。

特殊糖尿病：这是指除了 1 型糖尿病、2 型糖尿病以及妊娠糖尿病以外的其他所有病因引起的糖尿病，其种类很多，但患者数量却不多，占糖尿病患者总数的 1% 左右。特殊型糖尿病可根据病因分为八大类，病因包括：胰岛 β 细胞功能遗传性缺陷——主要是青少年糖尿病、成人型糖尿病，是由于母系遗传造成的；胰岛素作用遗传性缺陷——是胰岛素基因缺陷造成的一种糖尿病；胰腺外分泌疾病——包括急慢性胰腺炎、胰腺切除术以及胰腺肿瘤等造成的胰岛素分泌不足；内分泌疾病——由于体内生长激素分泌过多或甲状腺功能亢进造成体内血糖升高；药物或化学品——长期使用糖皮质激素类药物造成；感染——病毒感染造成；罕见的免疫介导糖尿病——由于 B 型胰岛素抵抗病以及胶囊综合征造成；糖尿病相关的遗传综合征——可能是染色体异常造成。

二、辅助降血糖的药食同源品种

经查阅相关文献，了解到目前具有降血糖功效的药食同源品种共有 61 种，分别是八角、小茴香、小蓟、山药、山楂、马齿苋、乌梅、木瓜、玉竹、白芷、白扁豆花、百合、肉桂、余甘子、佛手、芡实、红小豆、鸡内金、麦芽、昆布、罗汉果、金银花、枸杞子、栀子、砂仁、茯苓、香橼、桑叶、桑葚、橘红、桔梗、益智仁、荷叶、莲子、高良姜、淡豆豉、菊花、菊苣、黄精、紫苏、葛根、槐米、槐花、蒲公英、蜂蜜、鲜芦根、橘皮、薄荷、薏苡仁、覆盆子、山奈、西红花、草果、姜黄、荜茇、党参、西洋参、黄芪、灵芝、山茱萸、杜仲叶。

上述 61 种降血糖药食同源品种发挥降血糖作用的功效成分也有差异，且有些功效成分及其药理机制暂不明确，但是其已被证实具有降血糖的功效。例如八角、小茴香和山楂。八角具有降血糖作用，但功效成分并不确切，研究发现其可成为治疗链脲佐菌素型糖尿病患者的潜在药物；小茴香水提取物能降低四氧嘧啶和肾上腺素引起的血糖升高，提高血清胰岛素水平和超氧化物歧化酶活性，降低丙二醛含量，减轻四氧嘧啶对胰岛细胞的破坏，其作用机制可能是通过促进胰岛素的分泌、提高抗氧化能力及减轻氧自由基对胰岛 β 细胞的破坏等多种途径调节糖代谢，从而降低血糖；山楂提取物能够降低血糖水平，增加胰腺中血浆胰岛素的释放，同时通过抑制胰腺脂肪酶和脂蛋白脂肪酶调节脂代谢。

这些药食同源品种都具有降血糖的功效，可以起到预防和辅助治疗糖尿病的作用。良好的饮食习惯与生活方式能够让人们远离糖尿病的侵袭。

三、药食同源品种中具有辅助降血糖功能的功效成分

具有辅助降血糖功能的药食同源品种的功效成分可分为黄酮类、萜类、皂苷类、生物碱类、多糖类、苯丙素类等，其中黄酮类与多糖类占的比重较大，并且一些成分发挥降血糖作用的机制目前尚不明确，只表现出具有降血糖的活性，有待进一步的深入研究。具体内容如下。

（一）黄酮类

黄酮类成分的药理作用十分广泛，具有明显的抗氧化、抗肿瘤、降血糖活性，降血糖的药理机制与其他作用并不相同。例如，小蓟总黄酮、罗汉果总黄酮、桑叶总黄酮、槲皮素等均有降血糖功效，小蓟总黄酮、罗汉果总黄酮和桑叶总黄酮主要通过促进葡萄糖吸收、改善和保护胰岛细胞进而发挥降血糖功效；而山奈中提取的槲皮素通过抑制 N-乙酰-β-D-氨基葡萄糖苷酶等的释放，进而降低血糖水平。

小蓟总黄酮可减轻高血糖症状，并抑制糖原的分解，促进肝糖原的合成，降低血糖值，并且其对脂代谢、胰岛素抵抗、胰岛素升高等均有改善作用。罗汉果总黄酮能清除胰岛 β 细胞内的过氧化阴离子和其他自由基，减轻胰岛细胞损伤，改善细胞状态，恢复其合成能力。桑叶总黄酮可发挥拟胰岛素作用，促进外周组织对葡萄糖的利用，降低血糖，还可以促进胰岛 β 细胞修复。葛根素可以促进葡萄糖转化，改善胰岛素抵抗，保护胰岛 β 细胞，达到降血糖作用。

不同的黄酮类成分发挥降血糖作用的机制也不相同，芦丁能够改善微循环，显著降低毛细血管脆性，改善糖尿病的症状和糖耐量，增高胰岛素敏感指数，因此含有芦丁的槐米、槐花常用于糖尿病、高血压及高血脂等疾病的辅助治疗。玉竹中分离得到的高异黄酮和黄酮单葡萄糖苷可协同作用减少葡萄糖的摄取，从而发挥降血糖功效；高良姜素通过调节葡萄糖稳态，逆转糖酵解和糖异生酶的变化，发挥降血糖作用。橘皮素对糖代谢具有调节作用，可以降低血糖、糖化血红蛋白及胰岛素水平，达到降血糖的目的。覆盆子总黄酮可通过降低空腹血糖水平，增强糖耐量，发挥降血糖的作用。菊花总黄酮可以改善糖尿病的发病症状，显著降低血糖水平和糖耐量水平。

黄酮类成分是药食同源品种发挥降血糖作用的物质基础，大豆异黄酮不仅能够降血糖，还对糖尿病并发的心肌损伤、动脉硬化及心血管疾病等多种并发症具有治疗和延缓作用。在由四氧嘧啶诱导的糖尿病小鼠模型中，紫苏黄酮能显著降低小鼠的血糖水平。相关研究表明黄芪中槲皮素、异黄酮成分是发挥降血糖功效的物质基础。

（二）萜类

齐墩果酸、熊果酸是萜类物质发挥降血糖功效的主要成分，乌梅、木瓜中的熊果酸及齐墩果酸发挥降血糖作用；栀子中的栀子苷和熊果酸可以刺激胰岛素的分泌，促进葡萄糖的分解，协同发挥降血糖功效。其他萜类物质如灵芝酸与莫诺苷也具有降血糖的功效，灵芝酸能够抑制 α-葡萄糖苷酶和 α-淀粉酶的活性，进而调节肠道菌群、炎症反应，从而辅助治疗糖尿病；山茱萸中的莫诺苷能够降低血清葡萄糖水平，抑制与血糖相关的 5 种酶和 1 种细胞凋亡蛋白的表达，达到降血糖的目的。芡实中的萜类成分能够减弱胰岛素的抵抗作用，实现降血糖作用；西红花中的藏红花醛也有降血糖活性，可辅助治疗糖尿病。

（三）皂苷类

一些甾体皂苷具有明显的降血糖作用。玉竹中的甾体皂苷类化合物能够改善因高脂饮食而增加的胰岛素抵抗，使骨骼肌对葡萄糖的利用得到增加以及糖原合成酶的分解速率增加，具有显著的降血糖活性；黄精中的甾体皂苷具有调节血糖的功能。西洋参总皂苷能够降低血糖、血清总胆固醇和甘油三酯的水平，且提高血清高密度脂蛋白和胰岛素含量。黄芪皂苷类物质也有抗糖尿病的作用，用于辅助治疗 1 型和 2 型糖尿病。

（四）生物碱类

不同类型生物碱的生物活性也不同，如麻黄碱具有止咳平喘作用，小檗碱具有抗菌消炎作用，苦参碱具有抗心律失常作用，而秋水仙碱、长春新碱、紫杉醇均有抗癌的功效，荞麦碱、胡椒碱、荷叶碱则以不同药理途径发挥降血糖作用。

桑叶中的荞麦碱可以促进胰岛素释放，使胰岛素的含量显著增加，进而发挥降血糖的作用；荷叶碱可以促进肌细胞和脂肪细胞消耗葡萄糖，促使胰岛 β 细胞分泌胰岛素，发挥降血糖作用；胡椒碱可以改善胰岛素抵抗，干预糖代谢紊乱，发挥降血糖作用。玉竹中的多羟基生物碱类成分也有降血糖的功效，是玉竹发挥降血糖作用的物质基础。

（五）多糖类

多糖类中的山药多糖与马齿苋多糖降糖效果明显，山药多糖显示出较好的降糖作用，还能够减轻肥胖型糖尿病肾病模型动物的体重，改善其肾功能；山药多糖-锌包合物对糖尿病具有强效降血糖作用，降低葡萄糖和胰岛素水平，并且可以将其开发为具有降血糖作用的锌补充剂功能食品。马齿苋多糖具有降血糖作用，且无毒副作用、性质稳定、缓慢持久，降血糖的同时还能降血脂等，可以成为轻度糖尿病或糖耐量降低的病人饮食疗法的一部分，辅助降血糖。

膳食纤维是一种特殊的多糖（详见前文糖类物质），红小豆中的膳食纤维也有降血糖作用，可用于预防糖尿病。

多糖发挥降血糖功效的机制有多种，主要包括：促进糖吸收和提高糖耐受力；改善胰岛素抵抗及保护胰岛细胞；抑制相关酶的活性等。

白芷多糖、鸡内金多糖、罗汉果多糖、金银花多糖、茯苓多糖、桑葚多糖、橘红酸性多糖、芦根多糖、西洋参多糖均能降低血糖浓度，提高机体对葡萄糖的耐受能力，达到降血糖目的，对糖尿病有辅助治疗作用；杜仲叶多糖不仅能够降低空腹血糖值，还可以降低尿素氮含量，协同发挥降血糖作用。

百合多糖、大麦多糖、枸杞子多糖、桑叶多糖、桔梗多糖、黄精多糖、薏苡仁多糖、党参多糖、黄芪多糖可以通过降低空腹血糖，促进葡萄糖的摄取和利用，改善胰岛素抵抗，保护胰岛 β 细胞，使胰岛素分泌增加，发挥降血糖作用，对糖尿病有良好的预防和辅助治疗作用。

香橼多糖、蒲公英多糖可以抑制 α-淀粉酶和 α-葡萄糖苷酶的活性，发挥降血糖作用，改善糖尿病患者的脂质代谢和预防糖尿病。

昆布多糖能够降低血糖水平，参与和调节糖脂代谢，预防代谢综合征，并对胰岛细胞有保护作用，缓解糖尿病病情，用于辅助治疗糖尿病。

（六）苯丙素类

佛手中的佛手柑内酯（香豆素）可以活化雌激素受体进而提高胰岛素抵抗力，这对患有雌激素缺乏症的患者治疗 2 型糖尿病有重要意义；薄荷中的苯丙素类化合物（如 3,4-二羟基烯丙基-3-O-β-D-葡萄吡喃糖苷等）具有降血糖作用，并且薄荷的 50% 乙醇提取物也有降低血糖的作用。

第二节　辅助降血脂的药食同源品种

一、高血脂的概念及发病原因

（一）高血脂的概念

高血脂在医学上又被称为血脂异常，通常指血脂水平过高、脂肪代谢或运转异常，在血浆中表现为甘油三酯（TG）和（或）总胆固醇（TC）升高，低密度脂蛋白胆固醇（LDL-C）升高和高密度脂蛋白胆固醇（HDL-C）降低。高血脂早期没有明显的临床症状，其对身体的危害是隐匿性、渐行性且全身性的，是隐藏的健康杀手。高血脂会导致动脉粥样硬化、冠心病及其他心血管疾病、肾脏疾病的发生。不同性别以及年龄段的人群都有患高脂血症的风险。高血脂随着年龄的增加患病率升高，发病的高峰期在 50~69岁。国家心血管病专家委员会联合中华医学会心血管病学分会等发布的《中国血脂管理指南（2023）》中提到，我国成年人血脂异常总体患病率高达 35.6%，每 10 个成年人中就有 3 个以上的人存在血脂异常。临床上根据升高的脂蛋白的种类不同，将血脂异常分为高胆固醇血症、高甘油三酯血症、混合性高脂血症、低高密度脂蛋白胆固醇血症四类。随着人们生活水平的提高，高血脂的发病率也在逐年增长，其已经成为一种常见的慢性代谢疾病。为了保持自身的健康，选择绿色低脂的生活方式无疑是一种好的选择。

（二）高血脂的发病原因

脂肪摄入过多、脂蛋白合成与代谢过程异常均可导致血脂异常。高血脂的发病原因目前主要分为原发性和继发性两种，它引起的动脉粥样硬化等心血管疾病严重危害了人类健康。

原发性高脂血症与先天性和遗传有关，由于单基因缺陷、多基因缺陷或基因突变，使参与脂蛋白转运和代谢的受体、酶或载脂蛋白发生异常，具有明显的遗传倾向和家族聚集性；但是有些原发性高脂血症发病原因不明，可能是由于遗传因素与相关环境因素相互作用的结果。环境因素包括不良饮食习惯、体力活动不足、肥胖以及年龄增长等。

继发性高脂血症是由其他疾病以及一些已知原因造成的，导致继发性高脂血症的疾病主要包括糖尿病、肾病综合征、肝脏疾病、系统性红斑狼疮、高血压、黏液性水肿、甲状腺功能减退、过度肥胖等；长期使用糖皮质激素、噻嗪类利尿剂、β 受体阻断剂等也会导致高脂血症；雌激素缺乏会导致高脂血症；其他因素包括年龄、性别、季节、饮酒、吸烟、饮食、体力活动、精神紧张等。

二、辅助降血脂的药食同源品种

查阅相关资料后得知，目前具有降血脂功效的药食同源品种共有 48 种，分别是小茴香、山药、山楂、乌梅、木瓜、火麻仁、代代花、白果、白扁豆花、决明子、佛手、杏仁、沙棘、花椒、红小豆、鸡内金、罗汉果、郁李仁、金银花、枸杞子、香薷、桑叶、橘红、桔梗、荷叶、莱菔子、高良姜、淡豆豉、菊苣、紫苏、槐米、槐花、榧子、酸枣仁、橘皮、蝮蛇、薏苡仁、薤白、当归、西红花、草果、姜黄、荜茇、党参、黄芪、灵芝、天麻、杜仲叶。

上述 48 种降血脂药食同源品种发挥降血脂作用的功效成分也不尽相同，包括黄酮类、萜类、油脂类、多糖类、生物碱类等，有些功效成分仍然不是很明确，比如：小茴香和山药，小茴香水提物具有显著的降血脂和抗动脉粥样硬化作用，使高脂血症小鼠的胆固醇、甘油三酯、低密度脂蛋白和载脂蛋白 B 等血脂水平降低，高密度脂蛋白和载脂蛋白 A1 水平升高，认为可作为高脂血症、糖尿病的辅助治疗药物；山药块茎的乙醇提取物对于高脂饮食诱导的高脂血症模型动物，能够显著降低胆固醇和低密度脂蛋白水平，从而表现出较好的降血脂效果，两者均有良好的降血脂功效。

这些药食同源品种拥有较好的降血脂效果，能够预防和辅助治疗高脂血症，改善血脂异常；高脂血症患者应在医师的指导下食用，避免与药物相互作用，进而引发机体的不良反应。

三、药食同源品种中具有辅助降血脂功能的功效成分

（一）黄酮类

黄酮类发挥降血脂的机制主要包括：降低血清中总胆固醇、甘油三酯、低密度脂蛋白的含量，升高高密度脂蛋白含量，达到降低血脂的目的；通过相关酶途径调节糖脂代谢，发挥降血脂功效。

代代花黄酮、桑叶总黄酮、高良姜素、紫苏总黄酮、橘皮素、杜仲叶总黄酮可降低血清总胆固醇、甘油三酯以及低密度脂蛋白胆固醇的含量，使高密度脂蛋白胆固醇含量水平得到提升，具有降血脂功效；大豆异黄酮让低密度脂蛋白胆固醇受体发生正向调节，促进胆固醇的清除，降低胆固醇含量，发挥降血脂功效。

山楂总黄酮是主要的降血脂活性成分，通过抑制参与脂质生物合成的 2 种必需肝酶羟基-3-甲基戊二酰辅酶 A 还原酶和胆固醇 7-α-羟化酶的表达，下调肠道胆固醇的酰基转移酶从而减少血清总胆固醇的吸收，发挥降血脂功效；芦丁通过降低总胆固醇、甘

油三酯含量，调节糖脂代谢紊乱，有一定的降血脂功效。

（二）油脂类

不饱和脂肪酸通过不同途径发挥降血脂作用：清除体内过多的自由基，减少细胞膜不饱和脂肪酸过氧化，从而起到降血脂的作用；增加高密度脂蛋白，抑制细胞摄取并分解蓄积的低密度脂蛋白，排除蓄积在细胞内的血浆胆固醇，发挥降血脂、软化血管的作用，预防动脉粥样硬化和治疗高血脂。火麻仁油、白果中的亚油酸、杏仁中的不饱和脂肪酸、郁李仁中的油酸、榧子中的不饱和脂肪酸、莱菔子油以上述两种途径发挥降血脂功效。

饱和高级脂肪酸与其他油类也具有降血脂功能，白扁豆花中的棕榈酸是一种饱和高级脂肪酸，也具有降血清中胆固醇和促进骨折愈合的作用；沙棘果油、花椒籽油、薏苡仁油、薤白挥发油、当归挥发油能够减轻脂肪堆积，降低血清总胆固醇、甘油三酯和低密度脂蛋白水平，升高血清高密度脂蛋白水平，从而发挥降血脂作用。香薷油也有一定的调节血脂功能，在高脂血症动物模型中发挥降血脂的功能。

（三）多糖类

红小豆中的膳食纤维对肥胖症、肠道疾病、心血管疾病、高血压、糖尿病等慢性非传染性疾病起着预防和保健的作用；毛菊苣根中的菊粉（膳食纤维）可以降低肝脏脂肪生成血浆中甘油三酯的浓度，从而调节血浆脂质、降血脂。

鸡内金多糖、橘红酸性多糖、黄芪多糖、灵芝多糖、杜仲叶多糖可以降低总胆固醇和甘油三酯以及低密度脂蛋白胆固醇水平，升高高密度脂蛋白胆固醇，降低血脂水平。天麻酸性多糖不仅可以降低总胆固醇、甘油三酯和低密度脂蛋白水平，而且可以降低动脉粥样硬化指数，具有降血脂、抗动脉粥样硬化的作用。

罗汉果多糖对血中的甘油三酯及胆固醇有一定的代谢作用，可降低血脂水平；枸杞多糖对胰岛细胞有保护作用，降低高脂血症动物血清胆固醇和甘油三酯的含量，具有降血脂的功效，长期服用枸杞子能减少人体血清中胆固醇和甘油三酯的含量，可有效抑制体重过度增长，降低肝脏中的脂质过氧化程度，降低血脂含量。

（四）皂苷类

桔梗皂苷能够降低胆固醇含量，通过低密度脂蛋白受体转运胆固醇来实现，发挥降血脂作用。酸枣仁总皂苷可以促进脂蛋白的循环，降低胆固醇在血管壁黏附的风险，具有降血脂作用，对高脂血症起到一定的积极治疗作用。

薤白总皂苷、党参总皂苷通过降低血清总胆固醇、甘油三酯和低密度脂蛋白水平，提高一氧化氮和血清高密度脂蛋白水平，进而发挥降血脂功效。

（五）生物碱类

荷叶生物碱、荜茇中的胡椒碱可以降低血清中总胆固醇、甘油三酯、低密度脂蛋白胆固醇的含量，升高高密度脂蛋白含量，调节脂代谢，发挥降血脂作用。莱菔子水溶性生物碱降血脂的机制可能是提高了高密度脂蛋白胆固醇的含量而起到降血脂作用。

（六）萜类

乌梅、木瓜中的齐墩果酸、熊果酸发挥降血脂作用，其能够显著降低血清胆固醇和甘油三酯的含量，并能减少脂质在主要脏器的沉积，具有降血脂功效。山楂总三萜、灵芝三萜是主要的降血脂活性成分，能够降低血清总胆固醇、甘油三酯含量，发挥降血脂的作用，用于预防高脂血症。

（七）其他类

其他类的一些物质可以降低血清甘油三酯、低密度脂蛋白及总胆固醇水平，提高高密度脂蛋白含量而发挥降血脂作用，如薏苡仁多酚类成分、草果甲醇提取物能抑制血清中总胆固醇、甘油三酯的升高，并可改善肝脏脂肪变性的程度，对高血脂有改善作用；蝮蛇水提物能够降低血清中胆固醇含量，对胆固醇升高有显著的抑制效果，并抑制血中总脂的升高，具有降血脂作用；金银花中一些成分可与胆固醇相结合，阻止其在肠道中吸收，使血中胆固醇水平降低，有降血脂作用。

一些物质也通过代谢或酶途径发挥降血脂功效，如决明子蒽醌类物质是调节血脂的活性成分，其可能是通过减少脂质吸收、增加排泄而达到调脂效果；佛手提取物可以上调人肝癌 HepG-2 细胞中过氧化物酶体增殖物激活受体 α 的表达，进而提高胆固醇7-α-羟化酶的表达，从而表现出一定的降血脂功效；西红花苷对各种高脂血症均有降血脂功效，其作用机制可能是西红花苷可以抑制胰脂肪酶阻碍脂肪吸收，由于胆固醇吸收依赖脂肪吸收，所以胆固醇吸收同样受到抑制，因此西红花苷发挥了降血脂作用；姜黄素能够降低血浆和肝脏中甘油三酯和总胆固醇含量，通过蛋白激酶活化和过氧化物酶体增殖激活受体表达的升高来调节肝脏脂质代谢诱导的脂肪肝，对高血脂有一定的治疗作用。

第三节　辅助降血压的药食同源品种

一、高血压的概念及发病原因

（一）高血压的概念

血压是指血液在血管内流动时作用于单位面积血管壁的侧压力，其提供血液在血管内流动的动力，可分为动脉血压、毛细管血压和静脉血压，通常所说的血压指的是动脉血压。高血压是指体循环的动脉血压（收缩压和舒张压）增高，在未服用降压药前提下，有 3 次诊室血压高于正常，收缩压（俗称高压）≥18.7kPa（140mmHg），舒张压（俗称低压）≥12kPa（90mmHg），且 3 次血压测量不在同一天内，即可判定为高血压。高血压被称为"无声的杀手"，同时会伴生有心脑血管、肾脏等相关疾病，是一种十分常见的慢性疾病。目前全球已有超过 30% 的人群患有高血压。国家心血管病中心组织全国相关领域专家编撰的《中国心血管健康与疾病报告 2023》中显示，我国高血压成人患病率已达到 31.6%，患病人数的 2.45 亿。高血压发病可能伴随糖尿病、肥胖症等相关代谢综合征并发症，对患者的生命健康造成严重的威胁，我国每年由于高血压引起过早死亡的人数已经超过 200 万，并且患病率的趋势总体还在逐渐升高。目前任何药物均不能彻底治愈高血压。高血压需要终身服用抗高血压药物并配合合理的生活方式，以达到良好的治疗效果。

（二）高血压的发病原因

关于高血压的发病原因，目前仍没有确切的结论，其已经成为全世界科学家不断探索的难题。目前临床上依据发病机制将高血压分为原发性高血压与继发性高血压。

原发性高血压是一种以血压升高为主要临床表现，而病因尚未明确的独立性疾病，占所有高血压患者的 90% 以上。原发性高血压的发病原因非常复杂，遗传因素、环境因素、不良饮食习惯、精神持续紧张、肥胖、叶酸缺乏、年龄等都可能是诱发因素。目前认为原发性高血压是由于遗传因素与环境因素共同相互作用的结果。

继发性高血压通常是由于一些疾病或病因引起血压升高的疾病，占所有高血压患者的 10% 以下。继发性高血压的病因涉及心血管系统、内分泌系统、泌尿系统、精神心理疾病等多个系统，常见病因包括肾实质性疾病、肾血管性疾病、阻塞性睡眠呼吸暂停低通气综合征、原发性醛固酮增多症、嗜铬细胞瘤、心血管病变、皮质醇增多症、单基因遗传性疾病等。

二、辅助降血压的药食同源品种

查阅相关文献后发现，具有降血压功效的药食同源品种共有 22 种，分别是山楂、乌梅、火麻仁、白果、决明子、杏仁、红小豆、昆布、桑葚、莱菔子、黄芥子、葛根、黑芝麻、酸枣仁、蝮蛇、薏苡仁、当归、西红花、黄芪、灵芝、天麻、杜仲叶。

上述 22 种可降血压的药食同源品种发挥降血压作用的功效成分种类繁多，包括黄酮类、萜类、生物碱类、多肽类、油脂类、多糖类、氨基酸类等，但是有些发挥降血压功能的功效成分并不明确，以蝮蛇为例：经研究证实，蝮蛇水提物以及蝮蛇抗栓酶，皆具有降血压功效，蝮蛇水提物中的降血压功效成分尚不明确。

高血压在生活中十分常见，对人类的健康造成了巨大的危害。药物治疗多用于原发性高血压和中度以及重度高血压的治疗，这些药食同源降血压品种在预防和治疗上也会发挥一定的作用。良好的饮食和运动习惯会降低我们患"三高"的风险，食疗食养也将成为未来的一种治疗方式。

三、药食同源品种中具有辅助降血压功能的功效成分

（一）黄酮类

山楂总黄酮具有舒张血管和持久降压的功效，能够扩张外周及动脉血管，改善心脏活力，是预防和辅助治疗心血管疾病的良品；葛根素可以提高大鼠血液中一氧化氮及内皮素-1水平，抑制肿瘤坏死因子-α、核转录因子-κB表达，抑制血管炎症反应和丝裂原活化蛋白激酶活性，发挥降血压作用、改善内皮功能、减轻心脏负担并增强血管重构的功能。

（二）多糖类

红小豆中的膳食纤维对肥胖症、心血管疾病、高血压、糖尿病等慢性非传染性疾病起着预防和保健的作用；桑葚多糖通过增加内皮一氧化氮的产生，降低自发性高血压平均动脉血压，诱导肠系膜动脉内皮依赖性舒张，从而调节血压。

（三）油脂类

白果中的亚油酸被誉为"血管清道夫"，具有促进微循环、降低血压的作用，可预防或降低心血管疾病的发病概率，对高血压、高血脂、动脉粥样硬化的防治极为有利；杏仁中的不饱和脂肪酸熔点较低，易于乳化、输送和代谢，不易在动脉管壁上积聚沉积，可降低血管张力，减小高血压的发病率。

当归挥发油可以降低原发性高血压动脉收缩压和血清中肾素、血管紧张素Ⅱ水平，其降压机制可能是肾素-血管紧张素系统受到抑制，醛固酮分泌减少，从而使血压下降。

（四）生物碱类

莱菔子水溶性生物碱能够激活一氧化氮-心肌一氧化氮合酶系统，使血管扩张、血压下降，发挥降血压功效；芥子碱能够降低平均动脉压、收缩压及舒张压，具有一定的降血压作用；乌梅生物碱类成分具有一定的降血压作用，是降血压药物的重要原料。

（五）多肽类

火麻仁蛋白水解产物多肽序列WVYY、WYT具有显著的降压作用，其通过对血管紧张素的抑制实现降血压的功效；芝麻活性肽经研究证实，也有一定的降血压功效；薏苡仁中的多肽成分可以抑制血管紧张素转化酶，达到降血压的效果；决明子热蛋白酶水解物中提取出的抗高血压肽FHAPWK，可与血管紧张素转化酶活性位点的几个关键残基相互作用，抑制其活性，起到降血压的作用。

（六）氨基酸类

昆布能降低动脉收缩压，能够温和、有效地降低高血压病患者的收缩压和舒张压，降血压成分可能主要是昆布氨酸和牛磺酸；黄芪对血压具有正负双向调节作用，降压主要成分为 γ-酪氨酸，具有扩张周围血管阻力、降低动脉压的作用。

（七）萜类

乌梅中的齐墩果酸和生物碱成分均有降血压作用，齐墩果酸可以通过抗氧化作用保护肾组织以及提高肾功能导致血压下降。

（八）皂苷类

酸枣仁总皂苷可能通过其对心血管的调节作用，从而对原发性高血压起到缓解的作用。

（九）其他类

决明子中蒽醌苷、低聚糖和蛋白质等物质均可以降低血压，且降压作用蒽醌苷>低聚糖>蛋白质。芝麻木酚素可能通过升高 NO 的浓度、降低内皮素的含量和抗氧化等作用，发挥降血压作用；西红花苷可以降低高血压平均动脉血压，具有降血压功效；灵芝醇提物抑制血管紧张素转化酶的活性，发挥降血压作用；天麻素能够降低血管收缩压，同时降低血清中的血管紧张素Ⅱ和醛固酮水平，具有降血压功效；杜仲叶降压成分共有四类，分别是木质素类、苯丙素类、环烯醚萜类和黄酮类，可以预防血管肥大，有效改善血管功能，对高血压有一定的治疗作用。

参考文献

[1] 曹娅，张金龙，王强. 紫苏活性成分及其生物功能的研究进展 [J]. 中国食物与营养，2021，27（08）：42-49.

[2] 常旭. 香橼多糖结构分析及生物活性研究 [D]. 广州：华南理工大学，2021.

[3] 陈国辉，黄文凤. 黄芪的化学成分及药理作用研究进展 [J]. 中国新药杂志，2008，17：1482-1485.

[4] 龚频，韩业雯，翟鹏涛，等. 杜仲叶的活性成分、药理作用及其在食品加工中的应用 [J]. 食品工业科技，2022，43（10）：395-404.

[5] 韩鹏，李冀，胡晓阳，等. 酸枣仁的化学成分、药理作用及临床应用研究进展 [J]. 中医药学报，2021，49（02）：110-114.

[6] 贺伟平. 中药小茴香的化学成分和生物活性研究 [D]. 福州：福建中医药大学，2012.

[7] 贺韵涵，辛宝. 三种具有降压作用的药食两用物品研究进展 [J]. 中西医结合心血管病电子杂

志，2018，6（27）：169.

[8]　侯振丽，胡爱林，石旭柳，等. 八角茴香的化学成分及生物活性研究进展［J］. 中药材，2021，44（08）：2008-2017.

[9]　李续娥，郭宝江，曾志. 决明子蛋白质、低聚糖及蒽醌苷降压作用的实验研究［J］. 中草药，2003，（09）：77-78.

[10]　刘琳，程伟. 槐花化学成分及现代药理研究新进展［J］. 中医药信息，2019，36（04）：125-128.

[11]　柳威，邓林华，祁东利，等. 天麻及其有效成分的药理作用概述［J］. 中药药理与临床，2021，37（04）：240-244，12.

[12]　卢遇. 覆盆子中降血糖成分提取分离和主要活性成分鉴定［D］. 南昌：江西师范大学，2020.

[13]　苗琦，方文娟，张晓毅，等. 江香薷化学成分及药理作用研究进展［J］. 江西中医药大学学报，2015，27（02）：117-120.

[14]　尚明越，王嘉乐，代国娜，等. 草果化学成分、药理作用、临床应用研究进展及质量标志物预测分析［J］. 中草药，2022，53（10）：3251-3268.

[15]　舒思洁. 西洋参及其活性成分的药理学研究进展［J］. 时珍国医国药，2006，12：2603-2604.

[16]　苏优拉，陈贵林. 黄芪中黄酮类成分的研究进展［J］. 食品安全质量检测学报，2021，12（03）：849-857.

[17]　苏志鹏. 化橘红活性成分的综合利用及对降血糖血脂活性的研究［J］. 广东药科大学，2019.

[18]　拓文娟，刘永琦，修明慧，等. 山楂及其有效成分治疗代谢综合征的研究［J］. 中国中医基础医学杂志，2022，28（05）：831-838.

[19]　张明发，沈雅琴. 齐墩果酸和熊果酸的抗糖尿病药理［J］. 上海医药，2010，31（08）：347-350.

[20]　赵振华，李媛，季冬青，等. 莱菔子化学成分与药理作用研究进展［J］. 食品与药品，2017，19（02）：147-151.

[21]　朱安运，邓亮，孙琳，等. 西红花苷保护心血管疾病药理研究进展［J］. 中华中医药学刊，2018，36（02）：336-340.

[22]　祖越，李国栋，张程亮，等. 维药毛菊苣活性成分及其药理作用研究进展［J］. 中药药理与临床，2021，37（05）：229-234.

[23]　Aloud A A, Chinnadurai V, Chandramohan G, et al. Galangin controls streptozotocin-caused glucose homeostasis and reverses glycolytic and gluconeogenic enzyme changes in rats［J］. Arch Physiol Biochem. 2020，126（2）：101-106.

[24]　He X F, Geng C A, Huang X Y, et al. Chemical constituents from mentha haplocalyx briq. (mentha canadensis 1.) and their α-glucosidase inhibitory activities［J］. Nat Prod Bioprospect. 2019，9（3）：223-229.

[25]　Wang C, Cheng W, Bai S, et al. White mulberry fruit polysaccharides enhance endothelial nitric oxide production to relax arteries in vitro and reduce blood pressure in vivo［J］. Biomed Pharmacother. 2019，116：109022.

第五章

具有恢复健康功效的药食同源品种

第一节 有助于控制体内脂肪的药食同源品种

一、肥胖的概念及发病原因

（一）肥胖的概念

从医学的角度来讲，肥胖是指一定程度的明显超重与身体的脂肪过度增多，尤其是甘油三酯积聚过多而导致的一种状态。它不仅指单纯的体重增加，而且是体内脂肪组织积蓄过剩的状态，对人类健康造成了严重的危害。目前诊断肥胖病多采用体重指数法（BMI），体重指数是一项被世界广泛接受并比较准确的诊断方法。BMI 计算的方法是体重（千克，kg）除以身高（米，m）的平方，体重指数在 25.0~29.9 为超重，体重指数≥30 为肥胖。肥胖会引起人体病理、生理或者一些其他潜伏症状，例如心脏病、高血压、高血脂等其他并发症，可以说肥胖是万症之源。当前中国 50% 以上的成年人和约 20% 的儿童都超重或肥胖，在一些城市，青少年肥胖率已达 40%。中国居民肥胖率逐年上升，根据最新研究预测，2030 年中国成人超重和肥胖合并患病率将达到 65.3%。肥胖问题应引起人们的关注，健康的生活方式值得追求。

（二）肥胖的发病原因

肥胖是多因素共同作用的结果，如遗传因素、饮食习惯、年龄等。不同类型的肥胖发病原因也不相同，肥胖可分为单纯性肥胖与病理性肥胖。

单纯性肥胖占肥胖者的 95% 以上，患者脂肪细胞大而多，遍布全身。单纯性肥胖又分为体质性肥胖与获得性肥胖。体质性肥胖具有先天性，是由遗传因素决定的，肥胖者体内物质代谢较慢，而物质合成的速度大于分解的速度，从而导致肥胖。获得性肥胖的脂肪多分布于躯干，是由于不良的饮食习惯、心理因素、运动因素等导致的。食用过多的甜食、油腻食品，情绪不稳定以及缺少运动将大大提高患获得性肥胖的风险。

病理性肥胖又称继发性肥胖，其是由于患有一些原发性疾病而引起的，当疾病治好后，肥胖症状可明显减轻。相关疾病包括库欣综合征、胰源性疾病、甲状腺功能减退、垂体性疾病等，肾上腺皮质激素类药物的副作用也会引起肥胖。

肥胖不仅会导致形体的不美观，而且会增加患"三高"的风险，多数肥胖者伴有高血脂、高血压等心血管疾病，同健康人群相比，肥胖人群的寿命也会有一定的缩短。

二、具有控制体内脂肪功能的药食同源品种

查阅相关资料后得知，目前具有控制体内脂肪功能的药食同源品种共有50种，包括丁香、小茴香、山药、山楂、马齿苋、木瓜、火麻仁、代代花、玉竹、甘草、白果、决明子、百合、肉桂、余甘子、沙棘、芡实、花椒、昆布、罗汉果、金银花、青果、鱼腥草、姜、红小豆、栀子、砂仁、胖大海、茯苓、香橼、桑叶、桑葚、桔梗、荷叶、高良姜、黄精、紫苏子、葛根、酸枣仁、蝮蛇、薏苡仁、薤白、覆盆子、藿香、草果、姜黄、铁皮石斛、灵芝、天麻、杜仲叶。

以上药食同源品种控制体内脂肪的机制有些已经明确，各有不同，有些暂不明确。例如丁香提取物能够减轻女性肥胖患者体重及体重指数，并抑制胰脂肪酶和 α-糖苷酶活性。木瓜中含有维生素 C、β-胡萝卜素和木瓜蛋白酶，可以清除因过度摄入脂肪和蛋白质导致的脂肪堆积，所含的果胶还是天然的洗肠剂。覆盆子中的成分覆盆子酮可以加速机体脂质代谢和能量利用，可以达到消脂溶栓的作用。姜黄能使大鼠体重、血脂和体内脂肪含量降低，促进大鼠脂肪的消耗。

肥胖是可以预防的，绿色健康的饮食加上适量的户外运动都可以降低患肥胖症的概率。这些具有减肥功效的药食同源品种在生活中较为常见，可以适当摄入，再加上多吃蔬菜水果，减少高热量、高糖食物及饮品的摄入，保持合理的生活方式，将会收获良好的体态和健康的体魄。

三、药食同源品种中具有控制体内脂肪功能的功效成分

（一）黄酮类

具有控制体内脂肪功能的黄酮类成分包括芦丁、杜仲黄酮、山楂黄酮、桑叶黄酮等，其主要是通过机体抗氧化作用增加体内脂质代谢来达到控制体内脂肪的目的。山楂中的多酚和黄酮类物质可以促进脂质代谢，对脂肪细胞有明显的抑制作用，可用于预防脂肪的堆积和肥胖的形成；沙棘黄酮提取物可以抑制胆固醇的合成并促进胆固醇向胆汁酸转化和外排，降低血清甘油三酯水平、肝脏脂肪堆积，对改善肥胖具有显著效果；橘皮中的橘皮素能够提升细胞内蛋白激酶 A 的活性，加速脂肪甘油三酯脂肪酶的磷酸化，进而抑制 3T3-L1 脂肪细胞的肥大与增殖，具有减肥的作用。

（二）生物碱类

生物碱为含氮的有机化合物，是天然植物类药食同源品种重要的有效成分之一，也

是天然植物类药食同源品种中存在最多的一类化学成分。具有调节体内脂肪代谢功能的生物碱有荷叶生物碱、莱菔子生物碱、胡椒碱等。荷叶生物碱能够影响脂质代谢相关基因的表达，促进脂质代谢，抑制脂肪的产生，具有减肥瘦身的功效；胡椒碱可以显著降低血液中甘油三酯、总胆固醇的含量和脂肪量，并增加高密度脂蛋白的量，在肥胖治疗中具有积极作用。莱菔子生物碱也可以降低脂肪的堆积。

（三）多糖类

多糖是由糖苷键结合的糖链，具有调节体内脂肪作用的多糖有枸杞多糖、桑葚多糖等。红小豆中的膳食纤维对肥胖症、肠道疾病、心血管疾病、高血压、糖尿病等慢性非传染性疾病起着预防和保健的作用；桑葚多糖可以诱导细胞凋亡，抑制 3T3-L1 脂肪细胞的增殖，减少脂肪细胞数量和脂肪组织质量，达到减肥的效果。

（四）其他类

以上提到的 50 种药食同源品种中的一些多不饱和脂肪酸是人体必需的脂肪酸，如亚麻酸和亚油酸等。不饱和脂肪酸可以和胆固醇结合，生成易代谢的酯，增加能量消耗，减少脂肪的合成。木瓜中的"木瓜酵素"是一种分解酶，可以分解脂肪，去除赘肉、促进新陈代谢，能及时把多余脂肪排出体外，青木瓜可作为塑身美容的佳品。郁李仁中的亮氨酸、异亮氨酸及其混合物可通过介导调控脂代谢基因表达，改善肠道菌群，使脂肪的沉积降低，具有治疗肥胖的功效。草果的极性部位含有大量的儿茶素和表儿茶素，其通过抑制脂肪吸收和促进脂肪氧化达到减肥目的。此外，50 种物质中的一些挥发油、木质素类、固醇类等化合物也具有减肥降脂的功效。

第二节　能够调节肠道菌群的药食同源品种

一、肠道菌群的种类及作用

（一）肠道菌群的分类

肠道菌群的分类有两种方法。

1. 根据菌群的利害分类

肠道菌群根据菌群的利害可以分为：共生菌群、机会致病菌群和致病菌群。

第一种是共生菌群，主要有拟杆菌、梭菌、双歧杆菌、乳酸杆菌。这些细菌数量最为庞大，占到了肠道菌群的 99% 以上，跟人体形成良好的合作关系，辅助消化多种食物，并保护我们的肠道。

第二种是机会致病菌群，主要有肠球菌、肠杆菌等。这些菌群数量不多，但属于肠道里的不稳定因素。肠道健康时，共生菌群占压倒性优势，机会致病菌群就很安分；但要是共生菌群被破坏了，这些菌群就会引发多种肠道疾病。

第三种是致病菌群，比如沙门氏菌、致病大肠杆菌等。它们是健康的破坏者，本不属于肠道中菌群，但一旦误食，就会导致腹泻、食物中毒等。

2. 根据数量分类

在肠道菌群中，有400余种细菌，依据其数量多少可以分为主要（优势）菌群和次要菌群。

主要（优势）菌群：指肠道菌群中数量大或种群密集度大的细菌，一般在 10^{10} cfu/g 以上，包括类杆菌属、优杆菌属、双歧杆菌属、瘤胃球菌属和梭菌属等专性厌氧菌，通常属于原籍菌群。优势菌群是对宿主发挥生理功能的菌群，在很大程度上影响着整个菌群的功能，决定着菌群对宿主的生理病理意义。

次要菌群：数量在 10^{10} cfu/g 以下，主要为需氧菌或兼性厌氧菌，如大肠杆菌和链球菌等，流动性大，有潜在致病性，大部分属于外籍菌群或过路菌群。

（二）肠道菌群在人体内的作用

1. 代谢作用

肠道细菌最重要的代谢功能是能够发酵食物中由宿主自身不能消化、分解的碳水化合物，包括大分子植物多糖（如抗性淀粉、纤维素、半纤维素、胶质）、一些寡糖（如低聚果糖、菊粉等）、不溶性糖类等以及由上皮细胞产生的内生黏液，将其转化为代谢终产物——短链脂肪酸，为宿主提供能量及细菌生长和繁殖所需的营养物质。肠道细菌具有大量人体自身缺乏的代谢植物多糖的基因。肠道内最主要的古生菌种类富含参与甲烷产生代谢途径的基因，通过产生甲烷去除远端肠道内由细菌发酵产生的 H_2，从而提高细菌利用多聚糖的有效性。因此肠道菌群代谢食物中的植物纤维或由宿主分泌的多聚糖的功能是多种微生物共同协作的结果。肠道细菌发酵这些碳水化合物的终产物为短链脂肪酸，主要包括乙酸、丙酸和丁酸。这些短链脂肪酸是结肠细胞的主要能量来源，能够为宿主提供食物中10%左右的能量。

肠道菌群不仅能代谢宿主自身不能代谢的物质，更能参与宿主的代谢，与宿主发生共代谢关系。胆汁酸和脂肪代谢就是肠道菌群与宿主代谢互作的一个很好的例子。胆汁酸是由食物中的胆固醇合成，首先在肝脏内胆固醇通过多级酶促反应转化为初级游离型胆汁酸（胆酸、鹅脱氧胆酸），这些游离型的胆汁酸在肝脏中结合牛磺酸和甘氨酸，变成结合型胆汁酸，并经过胆道，排入肠道中，在肠道菌群的共同作用下，脱去牛磺酸或甘氨酸，变成次级胆汁酸（脱氧胆酸、石胆酸），次级胆汁酸又可以通过门静脉系统经过血液再回到肝脏中继续结合，如此循环着。胆汁酸的主要作用是参与肠道中食物脂肪和脂溶性维生素的吸收，另外还可以维持肠道的屏障作用，防止肠道内细菌的过度生长和移位。

2. 营养作用

肠道菌群除了能够帮助宿主消化吸收食物中宿主自身不能代谢的物质，提供营养和能量外，另一个重要的营养作用是促进肠道发育。无菌动物无论是肠道形态结构，还是肠上皮细胞的生长和增殖都明显处于非健康状态。无菌大鼠的盲肠与正常大鼠相比明显扩大，原因是肠道内黏液不能被细菌降解而大量累积，肠道内消化链球菌能够降解黏液而改善症状。肠道细菌能够促进小肠血管新生。无菌小鼠小肠绒毛的毛细血管网发育明显受限，但当接种了单一菌种多形拟杆菌后，绒毛的微血管网络发育恢复良好。肠道细菌发酵植物多糖产生的短链脂肪酸还具有为肠上皮细胞提供能量，刺激其分化增殖的作用。无菌大鼠与正常大鼠相比小肠绒毛异常增生、结肠隐窝细胞数目减少、细胞周期时间延长、增殖活性降低。

肠道菌群对宿主免疫系统的建立和发育也具有很重要的营养作用。肠黏膜是人体内最大的免疫器官，也是宿主与肠道微生物相互接触的中介。肠黏膜生理性屏障结构和肠上皮分泌的抗微生物分子构成了肠道的先天性免疫系统。小肠上皮中的潘氏细胞是肠道先天性防御系统的重要影响因子，它能够产生抗生素——血管生成素。另外，肠道菌群与宿主在肠黏膜表面的不断接触对宿主的获得性免疫系统的建立和发展也具有"教育"作用。无菌环境饲养的动物其肠黏膜免疫系统发育不完全，肠黏膜淋巴细胞数量少，特化性淋巴滤泡较小，血液中免疫球蛋白浓度低。将正常菌群接种至无菌动物体内能够影响肠淋巴组织的结构，上皮内淋巴细胞数目大大增加，肠黏膜淋巴滤泡和固有层内分泌免疫球蛋白细胞的生发中心产生，血液中免疫球蛋白含量增加。

3. 保护作用

肠黏膜及其定植的微生物是机体抵御病原体入侵的最重要的屏障之一。肠屏障的保护功能体现在几个方面：肠上皮细胞分泌的免疫球蛋白、肠黏膜的淋巴细胞组成的免疫系统可抵御外源病原体；肠道内定植的共生菌能够通过与肠源性病原菌竞争肠上皮的黏附位点而抵制病原菌侵入肠上皮，同时一些细菌，例如双歧杆菌能够产生抑菌物质——细菌素，会抑制致病菌的生长；此外，肠上皮的通透性也是影响肠屏障功能的重要因素。肠通透性受多种因素相互作用、共同影响，包括与黏膜接触的不扰动水层、黏膜层、肠上皮细胞等，而肠道内定植的细菌对于调节肠上皮的通透性也起了重要的作用。不同的肠道细菌对肠道通透性的影响不同。肠道菌群结构失衡会造成肠上皮通透性增加从而导致疾病的发生。抗生素治疗破坏肠道菌群平衡，导致机会致病菌相对比例上升，其产生的毒素能够增加肠上皮的通透性而导致肠道细菌移位。某些慢性代谢性疾病的发生也与肠道菌群失调介导的肠通透性降低有关。

二、具有调节肠道菌群功能的药食同源品种

通过查阅相关资料得知，目前具有调节肠道菌群功能的药食同源品种共有 53 种，包括八角、小茴香、山药、山楂、马齿苋、乌梅、木瓜、火麻仁、玉竹、甘草、白芷、

白果、龙眼肉、百合、肉桂、余甘子、沙棘、芡实、当归、杜仲叶、天麻、灵芝、黄芪、西洋参、铁皮石斛、蜂蜜、藿香、蒲公英、橘皮、党参、肉苁蓉、枣、罗汉果、金银花、鱼腥草、姜、枸杞子、栀子、砂仁、茯苓、香薷、桃仁、桑叶、益智仁、荷叶、莱菔子、高良姜、菊苣、黄精、紫苏、紫苏子、葛根、槐花。

以上药食同源品种发挥调节肠道菌群的作用的途径各不相同，如山楂可能通过影响饮食卵磷脂和肠道菌群，参与 AS 的途径中巨噬细胞清道夫受体和过氧化物酶体增殖物激活受体相关基因及蛋白表达，发挥纠正脂质紊乱的作用。用乌梅制作的乌梅丸可在某种程度上改善肠道菌群结构，治疗肠易激综合征具有显著的疗效，其作用机制可能与调节肠道菌群和降低血清 TNF-α、IL-6 含量有关，这就为临床治疗肠易激综合征提供了一个有效的方法。乌梅散提高乳糖酶活性、调节肠道菌群多样性与腹泻症状的缓解存在相关性，可以通过促进肠道微生态的恢复来发挥止泻作用。芍药甘草汤 1∶1 比例配制可以使毛螺菌属、拟普雷沃菌属、拟杆菌属丰度减少，乳杆菌属、罗斯氏菌属丰度增加。芡实可以使小鼠体内的乳酸菌增多，大肠杆菌减少，喂食薏苡仁和芡实 15d 均使小鼠肠道菌群的多样性降低。

三、药食同源品种中具有调节肠道菌群功能的功效成分

（一）多糖类

目前已知的具有调节肠道菌群功能的多糖类化合物有山药多糖、百合多糖、马齿苋多糖、玉竹多糖等，它们均有不同的调节肠道菌群功能的机制。在代乳粉中添加山药多糖能够提高犊牛血清免疫功能和抗氧化功能，通过增加肠道菌群有益菌丰度，减少致病菌数量，从而调节犊牛肠道菌群。用山药多糖和枸杞多糖处理后，大鳞鲃肠道细菌和真菌菌群多样性及丰度普遍降低，山药多糖处理后真菌的优势菌属发生明显改变，山药多糖和枸杞多糖处理后大鳞鲃肠道细菌和真菌的物种组成均发生明显改变。添加山药多糖可以促进肠道乳酸杆菌的增殖，抑制大肠杆菌与沙门氏菌的菌群生长，其中 0.1% 的添加量效果最好，且添加山药多糖组平均日增重均高于对照组，而料重比和腹泻率低于对照组。进一步证实了动物日粮中添加一定量的山药多糖可以调节肠道菌群、提高免疫力、促进生长。给予断奶大鼠补充饲喂马齿苋多糖可明显影响其肠道菌群结构及血清中氨基酸代谢物水平。玉竹多糖对乳杆菌的生长起到促进作用，对大肠杆菌的生长起到抑制作用。百合多糖可以显著降低肠杆菌、肠球菌的数量，显著增加乳酸杆菌、双歧杆菌的数量，对小鼠肠道菌群紊乱具有调节作用。沙棘多糖显著增加了对肠道系统的健康有益菌属的数量，增强了失调的肠道菌群的恢复能力并维持了体系的平衡。西洋参多糖可通过调节大鼠肠道菌群的组成和多样性，改善肠道菌群结构从而促进大鼠的肠道健康。蒲公英多糖能够抑制溃疡性结肠炎合并菌群失调小鼠血清中尿酸、NO 的产生，减少炎性因子的表达，调节正常菌群和益生菌数量，对改善林可霉素致小鼠肠道菌群失调有明

显的作用。

（二）芳香族类化合物

芳香族类化合物也是药食同源品种发挥调节肠道菌群作用的主要化合物之一。八角茴香油能优化三黄鸡的肠道菌群，饲料中添加适量的八角茴香油能提高三黄鸡肠道中的芽孢杆菌数量，减少大肠杆菌数量。蛋鸡日粮中添加含八角茴香油的复合精油使其盲肠拟杆菌门的相对丰度上升，盲肠厚壁菌门以及梭杆菌门的相对丰度下降，达到改善盲肠肠道菌群结构的目的。火麻仁油可优化 D-半乳糖致衰老小鼠模型的肠道菌群结构，改善肠道微生态环境，可为火麻仁的临床应用及产品开发提供理论支持。

（三）其他

白果内酯还可以通过改善肠道菌群结构，促进乳酸菌等益生菌的定植，减少有害菌的定植，从而减少肠道中有害物质的释放，减轻肠道炎症反应和肠上皮屏障的破坏。肉桂醛干预部分恢复了糖尿病肾病患者的肠道菌群失调，可减轻糖尿病肾病早期蛋白尿，改善肾小管基底膜增厚。其肾脏保护作用可能与增加近端小管 Megalin 表达、促进肠道抗炎益生菌增殖有关。灵芝酸影响的菌群及有效小分子代谢物，为研发基于肠道菌群调控的溃疡性结肠炎治疗药物提供理论依据和实验数据。蜂蜜多酚显著减少了拟杆菌、棒状杆菌和变形杆菌的种群数量（构成）。相关分析表明，蜂蜜多酚调节的结肠基因表达与肠道菌群的关键物种有关。广藿香醇具有抗幽门螺杆菌作用，能够降低幽门螺杆菌的黏附能力，在治疗幽门螺杆菌感染的同时对肠道微生物菌群影响较小。

第三节　有助于消化的药食同源品种

一、消化系统的概念及影响因素

（一）什么是消化系统

消化系统（digestive system）由消化管和消化腺两大部分组成。消化管包括口腔、咽、食管、胃、小肠（十二指肠、空肠、回肠）和大肠（盲肠、阑尾、结肠、直肠、肛管）等。临床上常把口腔到十二指肠的这一段称为上消化道，空肠及以下的部分称为下消化道。消化腺有小消化腺和大消化腺两种。小消化腺散在于消化管各部的管壁内，大消化腺有三对唾液腺（腮腺、下颌下腺、舌下腺）、肝脏和胰脏。消化系统是人体八大系统之一。

人体共有 5 个消化腺，分别为：唾液腺（分泌唾液、唾液淀粉酶将淀粉初步分解成麦芽糖）、胃腺（分泌胃液，将蛋白质初步分解成多肽）、肝脏（分泌胆汁，储存在胆囊中将大分子的脂肪初步分解成小分子的脂肪，称为物理消化，也称为"乳化"）、胰腺（分泌胰液，胰液是对糖类、脂肪、蛋白质都有消化作用的消化液）、肠腺（分泌肠液，将麦芽糖分解成葡萄糖，将多肽分解成氨基酸，将小分子的脂肪分解成甘油和脂肪酸，也是对糖类、脂肪、蛋白质有消化作用的消化液）。

（二）消化系统的基本功能

消化系统的基本生理功能是摄取、转运、消化食物和吸收营养、排泄废物，这些生理作用的完成有利于整个胃肠道生理活动的协调。食物的消化和吸收供给机体所需的物质和能量。食物中的营养物质除维生素、水和无机盐可以被直接吸收利用外，蛋白质、脂肪和糖类等物质均不能被机体直接吸收利用，需在消化管内分解为结构简单的小分子物质，才能被吸收利用。食物在消化管内被分解成结构简单、可被吸收的小分子物质的过程就称为消化。这种小分子物质透过消化管黏膜上皮细胞进入血液和淋巴液的过程就是吸收。对于未被吸收的残渣部分，消化道则通过大肠将它们以粪便形式排出体外。

消化过程包括物理性（机械性）消化和化学性消化两种。就对食物进行化学分解而言，由消化腺所分泌的各种消化液，将复杂的各种营养物质分解为肠壁可以吸收的简单的化合物，如糖类分解为单糖，蛋白质分解为氨基酸，脂类分解为甘油及脂肪酸。然后这些分解后的营养物质被小肠（主要是空肠）吸收进入体内，进入血液和淋巴液，这种消化过程称为化学性消化。食物经过口腔的咀嚼、牙齿的磨碎、舌的搅拌、吞咽、胃肠肌肉的活动，将大块的食物变成碎小的，使消化液充分与食物混合，并推动食团或食糜下移，从口腔推移到肛门，这种消化过程称为机械性消化。机械性消化和化学性消化两功能同时进行，共同完成消化过程。

（三）消化系统各部分功能

1. 口腔与食管

口腔是消化道和呼吸系统的入口，其内覆盖有黏膜层，位于两颊、舌下和颌下的唾液腺的腺管都开口于此。舌位于口腔底部，其功能是感觉食物的味道和搅拌食物。食物味道是由舌表面的味蕾感知的，味觉相对较简单，仅能区别甜、酸、咸、鲜和苦味；而嗅觉要复杂得多，可以区分各种差异微小的气味。

食物经前方的牙齿切牙切断、中间的牙齿尖牙撕裂和后面的牙齿磨牙嚼碎成为易于消化的小颗粒。唾液腺分泌的唾液带有消化酶覆盖于这些颗粒表面，并开始消化。在未进食时，唾液的流动可洗掉那些能引起牙齿腐蚀和其他疾病的细菌。唾液还含有一些抗体和酶，如溶菌酶，可分解蛋白质和直接杀灭细菌。吞咽由主动开始，并自动持续下去。吞咽时，一小片肌肉（会厌）关闭，以防止食物经气道（气管）进入肺脏，口腔顶的后部分（软腭）升高以防止食物进入鼻腔。

食管：一个内覆有黏膜层的薄壁肌肉管道，连接着咽部和胃。食物在食管的推进不是靠重力，而是靠肌肉有节律地收缩和松弛，称为蠕动。

2. 胃

胃是一个大的蚕豆形肌性空腔脏器，包括三部分：贲门、胃体和胃窦。食物通过能开闭的环状肌肉（括约肌），从食管进入胃内。括约肌能防止胃内容物返流到食管。胃通过蠕动搅磨食物，使食物与胃液充分混合。

胃是储存食物的器官，可有节律地收缩，并使食物与酶混合。胃表面的细胞分泌三种重要物质：黏液、盐酸和胃蛋白酶（一种能分解蛋白质的酶）前体。黏液覆盖于胃的表面，保护其免受盐酸和酶的损伤。任何原因造成此黏液层破坏，如幽门螺杆菌感染或阿司匹林导致损伤，就会发生胃溃疡。

盐酸提供了一种胃蛋白酶分解蛋白质所需要的高酸环境。胃内高酸还能杀灭大多数细菌而成为一种抵御感染的屏障。到达胃的神经冲动、胃泌素（胃释放的一种激素）和组胺（胃释放的一种活性物质）都能刺激胃酸的分泌。

胃蛋白酶大约能分解食物中10%的蛋白质，它是唯一能消化胶原的酶。胶原是一种蛋白质，是肉食的一种主要成分。仅有少数几种物质，如酒精和阿司匹林能从胃直接吸收，但仅能小量吸收。

3. 小肠

胃运送食物到第一段小肠即十二指肠。经幽门括约肌进入十二指肠的食物量受小肠消化能力的调节。若食物已充满，则十二指肠会发出信号使胃停止排空。

十二指肠接受来自胰腺的胰酶和来自肝脏的胆汁。这些消化液通过奥狄括约肌的开口进入十二指肠，它们在帮助食物消化和吸收中起着重要作用。肠道通过蠕动来搅拌食物，使其与肠的分泌液混合，有助于食物消化和吸收。十二指肠最开始的10cm左右表面光滑，其余部分都有褶皱、小突起（绒毛）和更小的突起（微绒毛），它们显著地增加了十二指肠表面面积，有利于营养物质的吸收。

位于十二指肠以下的其余小肠分为两部分，即空肠和回肠，前者主要负责脂肪和其他营养物质的吸收。同样，肠表面的褶皱、绒毛和微绒毛所形成的巨大表面积使其吸收功能大大增强。小肠壁血液供应充足，它们运载着肠道吸收的营养物质经门静脉到达肝脏。肠壁分泌的黏液能润滑肠道及其内容物，水分能帮助溶解食物片段。小肠还释放少量的酶以消化蛋白质、糖和脂肪。

肠内容物的稠度随其在小肠中的运行而逐渐改变。在十二指肠时，肠液被迅速泵出以稀释胃酸。当肠内容物经过下段小肠时，由于水、黏液、胆汁和胰酶的加入而变得更加稀薄。

4. 胰腺

胰腺有两种基本的组织结构：分泌消化酶的胰腺腺泡和分泌激素的胰岛。消化酶进入十二指肠，而激素进入血液。消化酶由胰腺腺泡产生，再经各种小管汇集到胰管，后者在奥狄括约肌处加入胆总管，故胰酶与胆汁在此处汇合，再一并流入十二指肠。胰腺分泌的酶能消化蛋白质、碳水化合物和脂肪。分解蛋白质的酶是以无活性的形式分泌出来的，只有到达肠腔时才被激活。胰腺还分泌大量的碳酸氢盐，通过中和从胃来的盐酸保护十二指肠。

5. 肝脏

肝脏是一个有多种功能的大器官，仅某些功能与消化有关。食物的营养成分被吸收进入小肠壁，而小肠壁有大量的微小血管（毛细血管）供血。这些毛细血管汇入小静脉、大静脉，最后经门静脉进入肝脏。在肝脏内，门静脉分为许许多多细小的血管，流入的血液即在此进行处理。

肝脏对血液的处理有两种形式：清除从肠道吸收来的细菌和其他异物；进一步分解从肠道吸收来的营养物质，使其成为身体可利用的形式。肝脏高效率地进行这种身体所必需的处理过程，使富含营养物质的血液流入体循环。肝脏产生的胆固醇占全身胆固醇的一半，另一半来自食物。大约80%肝脏产生的胆固醇用于制造胆汁。肝脏也分泌胆汁，储存于胆囊供消化时用。胆汁无法起到消化作用，但可以促进脂肪乳化，有利于脂肪的消化和吸收。

6. 胆囊

胆汁流出肝脏后，经左右肝管流入二者合并而成的肝总管。肝总管与来自胆囊的胆囊管汇合成胆总管。胰管就是在胆总管进入十二指肠处汇合到胆总管的。未进餐时，胆盐在胆囊中浓缩，仅有小量胆汁来自肝脏。当食物进入十二指肠时，通过一系列的激素和神经信号引起胆囊的收缩，胆汁则被排入十二指肠，并与食物混合。胆汁有两个重要功能：帮助脂肪消化和吸收；使体内的一些废物排出体外，特别是红细胞衰老破坏所产生的血红蛋白和过多的胆固醇。

胆汁具有以下特别作用：胆盐增加了胆固醇、脂肪和脂溶性维生素的溶解性，从而有助于它们的吸收。胆盐刺激大肠分泌水，从而有助于肠内容物在其中的运行。红细胞破坏后的代谢废物胆红素（胆汁中的主要色素）在胆汁中被排出。药物和其他废物随胆汁排出，随后被排出体外。在胆汁的功能中起重要作用的各种蛋白质也分泌入胆汁。胆盐被重吸收进入小肠壁，继而被肝脏摄取，然后又被分泌进入胆汁。这种胆汁的循环称为肠肝循环。体内的所有胆盐一天循环10~12次。在每一次经过肠道时，小量的胆盐会进入结肠，并由细菌将其分解为各种成分。一些成分被再吸收，其余随粪便排出体外。

7. 大肠

大肠由升结肠（右侧）、横结肠、降结肠（左侧）和乙状结肠组成，后者连接直肠。阑尾是一个较小的、手指状小管，突出于升结肠靠近大肠与小肠连接的部位。大肠也分泌黏液，并主要负责粪便中水分和电解质的吸收。肠内容物到达大肠时是液体状，但当它们作为粪便到达直肠时通常是固体状。生长在大肠中的许多细菌能进一步消化一些肠内容物，有助于营养物质的吸收。大肠中的细菌还能产生一些重要物质，如维生素K。这些细菌对健康肠道的功能是必需的。一些疾病和抗生素能破坏大肠中各种细菌间的平衡，产生炎症，导致黏液和水分泌的增加，引起腹泻。

8. 直肠与肛门

直肠是紧接乙状结肠下面的管腔，止于肛门。通常，由于粪便储存于降结肠内，故直肠腔是空的。当降结肠装满后，粪便就会排入直肠，引起便意。成人和年长儿童可忍住便意，一直到他们到达厕所。婴儿和年幼儿童则缺少这种为推迟排便所必需的肌肉控制。肛门是消化道远端的开口，废物就由此排出体外。肛门，部分由肠道延续而成，部分则由体表组成，包括皮肤。肛门内面是肠黏膜的延续。肛门的环状肌肉（肛门括约肌）使肛门保持关闭。

（四）消化系统的影响因素

1. 胃动力不足和功能紊乱

首先从胃肠动力、运动感觉和消化方面来讲，往往在功能上出现紊乱，表现为胃的容受性的感受能力出现了异常，胃的运动排空延迟。但是往往它在发生机理上，除了动力障碍，还包括感知障碍，除了容受性感知障碍，也包括对自身的生理性分泌物的感知障碍。有些人由于动力的紊乱和障碍，也有可能造成分泌功能的异常，所以临床上，有时可以单纯地用一些消化酶去治疗，使症状得到改善，这是从动力和功能这个角度来看的。

2. 幽门螺杆菌的影响

幽门螺杆菌紧紧附着在胃里下面黏膜的表层，从 1982 年被发现以来，人们普遍认为其与消化性溃疡病、胃黏膜的淋巴瘤和胃癌，都有一定的关系，与消化功能也有关系，但事实上一直争论不休。早在 20 世纪 90 年代的后期，新加坡、欧洲和美国对其都有研究，认为根除幽门螺杆菌，对于改善功能性消化不良的症状，作用微乎其微。因为有很多报告称，如果有幽门螺杆菌且有消化不良的症状，在把幽门螺杆菌根除后，症状得到改善的比例不超过 20%。反过来说，这个数字就说明根除幽门螺杆菌，在改善功能性消化不良症状上有作用，但是它并没有起到那么大的作用。也有一些报告认为根除以后，改善率为 30%、50%、70% 等。当然现在研究幽门螺杆菌的很多人认为，根除这种菌，肯定对改善消化不良是有益的，如果有就应该根除。

3. 精神心理因素

在消化不良的原因方面，很多的人受精神心理因素的影响，哪怕器质性的病人所产生的症状，也可能有三分心理因素在这里起作用。功能性消化不良，可能更容易掺入更多精神心理方面的因素，所以有时候消化不良的治疗，不是一个单纯药物就能解决的问题，现在比较常见的是焦虑、抑郁引起的。

4. 膳食结构不合理

有些食物不易消化，包括肉类、动物脂肪类的东西，它们过食了以后，不能得到消化，胃的排空就会延迟。如果是蛋白性食物，实际上它可以促使胃的运动，但若脂肪过多，实际上是减缓胃肠运动，会影响胃的排空，就容易促使反流，引起胃和食管连接处的括约肌松弛，可能造成反流病，也可能引起消化不良症状。

5. 药物影响

第一类有影响的是抗生素，抗菌范围广泛，像服用过根除幽门螺杆菌的药后，有的人可能连饭都吃不下。第二类有影响的是洋地黄类的强心药，这类药物，往往在用药过程中就会引发恶心呕吐，会出现明显的消化道症状。第三类有影响的是激素类的药物，会影响内分泌，影响胃酸的分泌。第四类有影响的是治疗高血压、糖尿病的药物，主要看个人的反应，这类型的发生率并不是太高，有些人需要在糖尿病的治疗过程中不断调药，个人耐受不一样。

6. 年龄因素

人体衰老有些表现在外在方面，有些表现在内在方面，可能有的快点，有的慢点，但是肯定都是朝着衰老的方向走。年纪较大时，咀嚼能力下降，食管吞咽、运转较慢，胃液的分泌减少，胃和十二指肠运动协调能力下降，小肠、大肠的运动以及协调能力下降，肝、胆、胰腺的胰液和胆汁的分泌减少，这些都是跟消化密切相关的。此外，体内很多跟胃肠相关的激素的分泌，老年人和年轻人也是有差异的，那么这种差异，实际上就是一种生理性的退行性变化的差异，以上这些都是导致老年人消化不良的因素。

二、具有帮助消化功能的药食同源品种

查阅相关资料后得知，目前有助于消化的药食同源品种共有24种，包括山药、山楂、余甘子、芡实、鸡内金、麦芽、茯苓、桑葚、莱菔子、藿香、党参、铁皮石斛、陈皮、白扁豆、枸杞子、砂仁、佛手、大枣、莲子、薏苡仁、蜂蜜、龙眼肉、香橼、紫苏。

以上药食同源品种有助于消化的机制和主要成分各有不同。例如，余甘子提取物可以缓解功能性消化不良引起的摄食量下降和胃肠动力下降，提高胃蛋白酶活性。余甘子促消化的作用可能与胃蛋白酶活性及血清胃肠激素的变化有关，从而促进胃肠动力来改善功能性消化不良。

余甘子在与其他促消化作用的食品联用时，促消化作用有所提升。余甘子提取物与山楂、茯苓、白术、陈皮提取物复配能显著提高小肠推进率及胃排空速率，具有直接促进胃肠运动的效果。同时相关文献报道，余甘子提取物无论是分别与山楂、茯苓、白术、陈皮使用，还是五种一起使用，都有不同程度促进消化的功效，还可以通过提高胃肠动力及提高胃蛋白酶活力来改善消化不良。

山楂中的有机酸能够促进胃肠运动，改善肠推进障碍，促进胃肠激素的分泌，促使血清内源代谢产物发生变化，从而产生有助于消化的作用。也有研究表明，山楂是通过调节"脑-肠"轴和改变肠道菌群来实现对消化系统的作用。

食物的消化功能主要依靠胃肠运动的机械性消化和消化酶的化学消化来完成。陈皮可以增加胃消化液和胃蛋白酶的分泌量，促进小肠运动，进而提高机体的消化功能。陈

皮对胃肠平滑肌具有双向调节作用，既能抑制胃肠运动，又能兴奋胃肠运动。陈皮水煎液可以显著降低胃中食物残留率，提高小肠推进率。

《本草纲目》中记载鸡内金"治小儿食疟，疗大人淋漓反胃，消酒积，主喉闭乳蛾，一切口疮，牙疳诸疮"；《医学衷中参西录》曰："鸡内金，鸡之脾胃也，其中原含有稀盐酸，故其味酸而性微温，中有瓷、石、铜、铁皆能消化，其擅化瘀积可知。"。鸡内金的主要成分是蛋白质，其中胃蛋白酶和淀粉酶是其主要活性蛋白。研究表明，鸡内金中的胃蛋白酶在酸性环境中活力较强，对温度不敏感。鸡内金提取物冻干粉可以加速小鼠肠道蠕动，提高其肠道排空率，起到促进消化的作用，并且对肠道有保护作用。

三、药食同源品种中具有促进消化作用的功效成分

（一）有机酸

有机酸是指广泛存在于生物中的一种含有羧基的酸性有机化合物（不包括氨基酸）。有机酸广泛分布于植物的叶、根，特别是果实，如乌梅、五味子、覆盆子等中。

常见的植物中的有机酸有脂肪族的一元、二元、多元羧酸如酒石酸、草酸、苹果酸、枸橼酸、抗坏血酸（即维生素 C）等，芳香族有机酸如苯甲酸、水杨酸、咖啡酸等。具有促消化作用的有机酸，文献报道最多的就是山楂中的山楂有机酸。据文献报道，山楂饮片中的有机酸在助消化方面有一定作用，可促进健康小鼠的胃肠运动，并对阿托品引起的小鼠小肠运动抑制具有调节作用。

（二）消化酶

山楂中含有脂肪酶，能促进脂肪的消化，使肉食更容易被消化。山药中含有淀粉酶、多酚氧化酶等物质，其中淀粉酶大约是萝卜中的 3 倍，这些物质都有助于脾胃消化、吸收。麦芽用于食积不消、脘腹胀痛、脾虚食少，麦芽中含淀粉酶、转化糖酶等，其中含有 α-淀粉酶和 β-淀粉酶。淀粉是糖淀粉与胶淀粉的混合物，β-淀粉酶能将糖淀粉完全水解成麦芽糖，α-淀粉酶则使之分解成短直链缩合葡萄糖（即糊精），后者可再被 β-淀粉酶水解成麦芽糖。因此淀粉在 α-淀粉酶和 β-淀粉酶的作用下可分解成麦芽糖与糊精。麦芽煎剂对胃酸与胃蛋白酶的分泌似有轻度促进作用，具有助消化作用。

再如鸡内金，口服鸡内金后胃动力可以得到增强，可以加快胃排空的速度。鸡内金中含有胃激素和消化酶，可增加胃液和胃酸的分泌量，促进胃蠕动，具有促进消化的作用。

（三）挥发油

挥发油在消化系统中有止痉挛、开胃、祛风健胃、促进消化的作用。药食同源品种

所含有的挥发油对胃肠道有温和刺激作用，可促进消化液的分泌，促进胃肠蠕动，排除肠管内积气，增加食欲。

以陈皮为例，陈皮具有理气健脾、调中、燥湿、化痰的功效，主治脾胃气滞之脘腹胀满或疼痛、消化不良。陈皮对消化系统的作用主要是陈皮中所含的挥发油对胃肠道有温和的刺激作用，可促进消化液的分泌，排除肠管内积气，显示了其芳香健胃和驱风下气的效用。陈皮煎剂副作用极小，动物多次试验均未见急性中毒。陈皮泡茶可促进消化，陈皮 20g，加适量开水泡茶，每天 2~3 次，适宜脾胃气滞、脘腹胀满、消化不良、食欲不振、咳嗽多痰之人食用。炖煮大量肉类食物时，可酌加陈皮、山楂，以帮助消化，避免食积。

（四）膳食纤维

膳食纤维是一种多糖，它既不能被胃肠道消化吸收，也不能产生能量。但是随着营养学和相关科学的研究发展，人们发现膳食纤维具有抗腹泻作用，可以预防某些癌症、治疗便秘、控制体重，还有促进消化的作用。膳食纤维之所以能促进消化，是因为其可以促进胃中消化酶的分解作用。加上膳食纤维的特性，食物在口腔中咀嚼的时间延长，会刺激分泌更多的消化酶，有利于食物的消化。膳食纤维还可以促进胃肠蠕动，有助于达到促进消化的效果。

山药中富含多种膳食纤维，可促进消化、养肠胃，改善脾胃的消化吸收功能。山药中含有的水溶性膳食纤维不仅可以加速体内脂肪、胆固醇等物质的循环代谢，并且可以有效预防便秘症状的发生。莲藕中含有黏液蛋白和膳食纤维，能与人体内胆酸盐、食物中的胆固醇及甘油三酯结合，将其从粪便中排出，从而减少脂类的吸收。莲藕中还含有鞣质，有健脾止泻作用，能增进食欲，促进消化。莲藕中含有大量的膳食纤维，能够增强胃肠蠕动，能够促进肠道排空，防止出现积食，促进食物消化吸收，还能够防止大便干结，防止出现便秘。

（五）脂肪油

脂肪油可以提高消化道内容物和黏膜之间的润滑度，从而有效地帮助胃的消化，还能够润肠通便。

如我们常吃的杏仁，为助消化的药食同源品种。杏仁有滋润及养护肺气的功效，作用和缓，其润肠通便之功效较好。杏仁能宽胃，祛痰止咳，适用于肺虚久咳或津伤、便秘等症。杏仁味苦有下气作用，它含有丰富的脂肪油，消化不好的人可以适量食用杏仁。

还有药食同源品种火麻仁，具有润肠通便的功效，主要用于血虚津亏、肠燥便秘症状。火麻仁中含有脂肪油，能刺激肠黏膜，使肠液分泌增多，蠕动加快，还可以减少大肠吸收水分，具有泻下作用。火麻仁是一种比较和缓的通便润下药。

参考文献

[1] 毕云枫，徐琳琳，姜珊，等. 低聚糖在功能性食品中的应用及研究进展 [J]. 粮食与油脂，2017，30（1）：5-8.

[2] 柴倩倩. "药食同源"背景下食用菌功能性食品研发与创新创业路径 [J]. 食品安全导刊，2020（36）：37-38.

[3] 陈大明，毛开云，江洪波. 功能性食品领域专利技术研发态势分析 [J]. 生物产业技术，2015（4）：68-73.

[4] 陈健，谭思荣，黄建辉，等. 减肥降脂活性成分的研究 [J]. 现代生物医学进展，2014，14（02）：361-363，376.

[5] 陈梦，胡浩，管征，等. 余甘子提取物与四种中药提取物复配的促消化效果的研究 [J]. 中国食品添加剂，2024，35（02）：9-15.

[6] 邓晰文，彭新安，林倩如，等. 余甘子提取物及其复配物对功能性消化不良小鼠的改善作用 [J]. 现代食品科技，2023，39（05）：8-13.

[7] 樊佳，刘晓谦，彭博，等. 中药鸡内金的现代研究进展 [J]. 世界中医药，2021，16（17）：2542-2547.

[8] 范丽莉，赵恒田，周克琴，等. 功能性食品及其发展态势 [J]. 土壤与作物，2018，7（04）：432-438.

[9] 冯爱国，李春艳. 木瓜的营养成分及功效价值 [J]. 中国食物与营养，2008，104（05）：54-55.

[10] 傅曼琴，肖更生，吴继军，等. 广陈皮促消化功能物质基础的研究 [J]. 中国食品学报，2018，18（01）：56-64.

[11] 胡晓伟. 山药多糖与枸杞多糖对大鳞鲃肠道菌群及生长性能的影响研究 [D]. 哈尔滨：哈尔滨商业大学，2023.

[12] 蒋昊. 北山楂、南山楂和广山楂性状鉴别和有机酸成分研究进展 [J]. 辽宁中医药大学学报，2023，25（01）：132-137.

[13] 刘宁，潘任，杨婷婷，等. 褐藻中的生物活性物质在功能性食品中应用的研究进展 [J]. 中国调味品，2021，46（08）：192-196.

[14] 刘湉，李烨，张春红，等. 郁李仁化学成分及药理学研究进展 [J]. 安徽中医药大学学报，2020，39（06）：93-96.

[15] 刘忠荣. 中药丁香减肥作用及机理研究 [D]. 成都：成都中医药大学，2005.

[16] 宁志雪，牛广财，朱立斌，等. 沙棘活性成分、生理功能及开发利用研究进展 [J]. 食品与机械，2021，37（11）：221-227，240.

[17] 彭慧敏. 川陈皮素和橙皮苷对脂肪积累影响的研究 [D]. 武汉：华中科技大学，2017.

[18] 秦益民. 海藻活性物质在功能食品中的应用 [J]. 食品科学技术学报，2019，37（04）：18-23.

[19] 石永芳. 覆盆子的营养成分和药理作用的研究进展 [J]. 山东化工，2017，46（06）：71-72.

［20］ 吴建华，孙净云. 山楂有机酸部位对胃肠运动的影响［J］. 陕西中医，2009，30（10）：1402−1403.

［21］ 肖吉祥，周杨升，田鎏清，等.“健脾”类药食同源中药现况及产业前瞻［J］. 现代食品，2021，18：44−49.

［22］ 杨小雪. 红小豆淀粉消化性及血糖生成指数的影响因素研究［D］. 北京：中国农业科学院，2020.

［23］ 张甘纯，刘文，宋信莉，等. 芍药甘草汤对急性肺损伤大鼠肠道菌群的影响［J］. 中国药房，2023，34（17）：2063−2068.

［24］ 张路，周红翠. 减肥与解毒的最佳食品［J］. 南方农机，2006，06：45.

［25］ Shah S S, Shah G B, Singh S D, et al. Effect of piperine in the regulation of obesity−induced dyslipidemia in high−fat diet rats［J］. Indian J Pharmacol, 2011, 43（3）：296−299.

［26］ Xie L, Yu D, Li Y, et al. Characterization, hypoglycemic activity, and antioxidant activity of methanol extracts from amomum tsao−ko：in vitro and in vivo studies［J］. Front Nutr, 2022, 9：869749.

第六章

具有调节身体节律功效的药食同源品种

　　具有调节身体节律功效的药食同源品种主要包括：能够改善睡眠的药食同源品种、能够辅助改善记忆力的药食同源品种和能够增加骨密度的药食同源品种等。

第一节　能够改善睡眠的药食同源品种

一、失眠症及影响睡眠的因素

　　睡眠对于每个人来说都是必不可少的，也是一种保护性机制。它一方面能避免人体神经细胞因过度消耗而功能衰竭，另一方面能使疲劳的神经细胞恢复正常。人在睡眠时，体内的合成代谢大于分解代谢，有利于精力的恢复和能量的储存。睡眠和休息虽然消耗了时间，却使人获得了充沛的精力，能更高效率地去工作。所以说睡眠既是维护人体健康的重要基础，又是一种重要的生理现象。正常人需要的睡眠时间根据年龄的不同各有差异，人们曾做过计算，新生儿每天需睡眠 18~20h，超过一岁的儿童需睡眠 9~14h，青壮年需睡眠 7~8h，老年人需睡眠 5~6h。但并非所有的人都能很顺利地运用好睡眠时间，而获得旺盛的精力。当然，睡眠的效果不仅取决于睡眠时间的长短，更重要的是取决于睡眠的深度，从生理意义上讲，短时间的深睡比长时间的浅睡要好。

（一）睡眠的生理基础

　　正常人的睡眠与觉醒交替出现，多数人的生活规律是白天工作，夜间睡眠。当我们工作一天后，到一定时间就会有睡意，这不仅是因为疲劳，还是人体生物钟的时间周期在起作用和条件反射。目前国际上普遍将睡眠分为两大类：根据脑电图、眼球运动和肌张力分为"眼球快速运动（rapid eye movement，REM）睡眠"和"无眼球快速运动（non-rapid eye movement，NREM）睡眠"。

　　NREM 睡眠又称慢波睡眠，按其睡眠程度可分为 4 期。第 1 期：浅睡眠期，此期睡眠时间为 0.5~1min，呈慢象钟样眼球运动，肌张力有所降低，身体有飘浮感。此期持续 1~7min 后就转入其他期。如在此期将睡者唤醒，其一定否认自己入睡。第 2 期：轻度睡眠期，几乎无眼球运动，肌张力显著降低，此期睡眠很好，若唤醒睡者，仍可能否认自己曾入睡。第 3 期：中度睡眠期，脑电图可见有梭形波，是睡眠的重要标志之一；对外界刺激的阈值升高，不易唤醒。第 4 期：深度睡眠期，此期睡眠最稳定，持续时间最长，是最深的入睡。此期无精神活动，肌张力低下。

REM 睡眠期仍属深睡期，可出现各种自主神经系统功能变化，如血压、呼吸、脉率、瞳孔直径会发生变化，还会有肌肉抽搐、阴茎勃起等。约 80% 的人此期能做各种丰富多彩的梦，所以有人把眼球快速运动作为梦活动的标志，根据 REM 的出现叫醒正在做梦的人，他可以绘声绘色地说出梦境的细节，此期做的梦往往也比较开阔而不受拘束。

NREM 睡眠与 REM 睡眠的周期长短与年龄有关。婴幼儿的 REM 睡眠时间所占的比率比成年人高。有证据表明：人类 REM 睡眠的总时间应一样长，是一种特殊的生理需要。如果 REM 睡眠时间被剥夺，下一次睡眠中的 REM 睡眠时间就会延长，以资补偿。健康人的 REM 期占整个睡眠时间的 20%～25%。在正常人睡眠中经历 NREM 睡眠的 1～4 期，然后回到 2 期，再进入 REM 期，如此为一个周期。每夜睡眠大致经过 4～6 个周期。由此看来，睡眠并非一熟睡就持续几个小时而没有变化，而是深一阵、浅一阵，深浅睡眠交替出现。

当前认为和睡眠有关的身体部位很多，如额叶底部、眶部皮质、视交叉上核、中脑盖部巨细胞区缝际核、蓝斑、延髓网状结构抑制区和上行网状系统等。

另外还有许多递质参与睡眠，如乙酰胆碱、多巴胺、去甲肾上腺素、γ-氨基丁酸、5 羟色胺、神经肽类等。有实验证明，破坏脑桥的缝际核可以抑制 REM 睡眠的发生，破坏中脑的缝际核则 NREM 睡眠消失。破坏蓝斑和蓝斑下区也可使 REM 睡眠消失。

（二）睡眠障碍

1. 失眠

失眠症状是一种常见的睡眠障碍，包括入睡困难、睡眠时间短、醒的次数增多以及多梦。对这种患者进行检查，发现其 REM 睡眠期缩短，而 NREM 睡眠的第 2 期较长，第 4 期提前结束，这些变化可因每晚失眠程度的不同而有所变化。失眠虽然不是危及生命的重症，但也多年困扰着一些患者，使其精神抑郁、性情暴躁、容易激怒。一般来说，失眠在短时间，如 2d 以内，变化不大，如果在 3d 以后，可出现记忆力、思维能力、计算力的下降。有些人因焦虑而不能正常上班，无法应付复杂的脑力劳动工作。对于失眠而言，没有特效治疗办法，一般采取逐步改善患者的失眠情况的方式，但不可滥用安眠药。失眠的原因很多，一般可分为躯体因素、情感因素和神经系统疾患三种因素。①躯体因素：如各种原因引起的疼痛，皮肤瘙痒，胃肠方面引起的腹泻、恶心、呕吐、腹胀等均使夜间症状加重，或者是肺心病导致呼吸困难、咳嗽、咳痰、夜间喘息发作，因心脏疾病引起夜间阵发性心动过速、心悸、心脏功能不全、贫血、高血压等。除此之外一些药物也可致失眠。如给一个人服用 250mg 咖啡因，即可影响睡眠，剂量越大，扰乱越重。麻黄素、甲状腺素及铅、汞等重金属中毒均可导致失眠。长期服用大剂量安眠药，如突然减量或停用会产生戒断反应而导致失眠，即使不减量或不停药，长期依赖药物也会导致失眠。②情感因素：精神紧张、不安、情绪不稳等都可引起失眠，如睡前过度兴奋或过度忧虑，或因环境改变（如初到一个不习惯的地方），或生疏的床铺，或噪声、特殊气味都可造成失眠。药效消失也可导致失眠。③神经系统疾患：在大脑半球器质性病变的早期，主要是睡眠量发生变化，睡眠的时间缩短，深睡期消失或缩短。如果是脑动脉硬化患者，治疗后症状可以改善。如大脑半球广泛性病、一氧化碳中毒、肝性脑病、脑血管病、脑外伤、帕金森病、老年性痴呆 Pick 氏病，这些病因所致的睡眠障碍预后都比较差。失眠的治疗大多选用镇静剂，很多镇静剂在某些情况下实际上产生兴奋作用。老年人使用巴比妥盐类可诱发激动型精神错乱，而苯丙胺、利他灵，虽都是中枢兴奋剂，却能使多动的儿童安静。能导致失眠的药物有：苯丙胺、咖啡因、麻黄素、氨茶碱等。无论是兴奋剂还是镇静剂，可很快产生耐受性，突然停药就会引起严重的生理紊乱。

2. 发作性睡病

发作性睡病是一种原因不明的睡眠障碍。其临床特点为突然发生、为时短暂、反复发作的不可抑制的嗜睡。临床上可分为四种：①睡眠发作；②猝倒症；③睡瘫症；④入睡时幻觉。多数患者几种症状合并出现，这四种症状均具备者称为发作性睡病四联症。各种年龄均可发病，以 10~20 岁多见。两性均相同，发病率为 3%，约 10% 的患者有家族史。

（1）睡眠发作　多数患者在发作前有睡意加重感，努力抗拒，却无法抑制，但睡眠短暂，可在任何场合入睡，如行走、谈话、骑车、操作机器、驾驶车辆或吃饭中突然入睡。这种短暂的发作常可延续 5~10min 而终止，睡眠程度不深，易唤醒，醒后一般感到暂时清醒，一日可有多次发作。

（2）猝倒症　表现为肌张力突然松弛以致患者跌倒，无意识丧失，倒地后能站起，多于情感激动时诱发，如大笑、痛哭、发怒和惊奇。患者突然出现全身肌张力松弛，突然倒地，不能动，持续时间为 1~2min。肌松弛差异很大，较轻型的患者仅限于个别肌群松弛，如握拳不紧、面肌松弛、下颌松弛、头向前下垂、脸下垂、复视、膝部弯曲、随即倒地，症状多在情感消退或被人触及后消失。

（3）睡瘫症　多见于睡眠和觉醒期间。无论是夜睡或午睡，患者醒后发现自己完全不能动，意识清醒但不能言语，伴有焦躁和幻觉。这种病多见于青年人，占发作性睡病的 20%~30%，也可单独存在。发作时可持续数秒钟，很少超过 1min，偶有达数小时的，当别人触及其身体或跟其说话时，发作就可终止。发作性睡病的患者发作频繁，每周可发作五六次。缓解后如不起床活动可继续发作。

（4）入睡时幻觉　表现为嗜睡和睡眠之间发生幻觉，可有幻听、幻视，内容鲜明，对周围发生的动态有知觉，但又如在梦境。约 30% 的发作性睡病患者有之，也可与睡瘫症同存。

25%的患者仅频发于睡眠发作，70%的患者发作时伴猝倒，约 12%的患者发作四联症。

3. 原发性睡眠增多症

原发性睡眠增多症与发作性睡病相比，不是不能克制睡眠，而常常是睡眠时间过长，无其他并发症状。患者 24h 内睡眠时间明显增多，有时为间歇地发生，一旦入睡可持续数小时至数天。另一特征是很难从晚间的睡眠中完全醒转。

原发性睡眠增多症分为两种间发性类型：①复发性嗜睡症候群 Kleine-Levin，伴有贪食，常见于青年男性，每次发作持续数日至数周嗜睡，还可伴有不安易怒、语无伦次和幻觉，偶见于脑炎、脑外伤后遗症。②匹克威克综合征，伴有肥胖及呼吸功能不全，也称为心肺肥胖症，占肥胖成人总数的 10%。患者表现为嗜睡、善饥，儿童可能有智力衰退。体征方面表现为肥胖、胸式呼吸受限，也可合并有右心衰竭。病因不明，与慢性血氧不足及胰岛素分泌过多有关。近年来，用高压氧疗治，有些患者病情可有改善。药物治疗如哌醋甲酯、苯丙胺、卡马西平等均有效。

二、具有改善睡眠功能的药食同源品种

查阅相关资料后得知，目前具有改善睡眠作用的药食同源品种共有 12 种，分别为牡蛎、莲子、熟地黄、酸枣仁、百合、栀子、茯苓、大枣、蜂蜜、甘草、肉豆蔻、佛手。

以牡蛎、莲子、熟地黄为例，如牡蛎被认为具有滋补肝肾、安神补血的作用，有助于调节身体的生理机能，提高睡眠质量。莲子和熟地黄在中医药中也有一定的安神作用，能够帮助缓解焦虑和紧张情绪，有助于改善睡眠问题。

牡蛎：性咸，微寒。归肝、胆、肾经。含有碳酸钙、磷酸钙及硫酸钙，并含镁、铝、硅及氧化铁、糖原、牛磺酸、氨基酸、谷胱甘肽等，重镇安神、滋阴补阳、软坚散结，用于惊悸失眠、眩晕耳鸣，具有改善睡眠、增强免疫力、缓解体力疲劳等功效。

莲子：性甘、涩，平，归脾、肾、心经，含有淀粉、蛋白质、脂肪、碳水化合物、钙、磷、铁、β-谷固醇、β-谷固醇脂肪酸、维生素 C、葡萄糖、叶绿素、棕榈酸及谷胱甘肽等。莲子补脾止泻、养心安神，用于脾虚泄泻、心悸失眠，具有改善睡眠的功效。

熟地黄：性甘、微温，归肝、肾经，含有毛蕊花糖苷、胡萝卜苷、梓醇、地黄苷 A 和地黄苷 D 等。熟地黄补血滋阴、益精填髓，用于血虚萎黄、心悸怔忡、肝肾阴虚、腰膝酸软、骨蒸潮热、眩晕、耳鸣、须发早白，具有改善睡眠等功效。

三、药食同源品种中具有改善睡眠作用的功效成分

药食同源品种中涉及改善睡眠的功效成分有皂苷类、黄酮类和多糖类等化学成分，现代药理学机制以调节神经递质为主。

酸枣仁含皂苷类成分，可减少小鼠自主活动次数，减少小鼠觉醒量，增加小鼠无眼

球快速运动睡眠。

百合含皂苷类物质，可缩短戊巴比妥钠致小鼠入睡时间。

栀子的黄色素，可减少觉醒次数。

茯苓含多糖、茯苓酸，可抗惊厥，延长小鼠睡眠时间。

大枣含多糖和黄酮类物质，可抗惊厥，延长小鼠睡眠时间。

莲子所含生物碱类，可减少果蝇夜间活动而增强睡眠。

蜂蜜所含葡萄糖和钙、镁、磷元素，可减少小鼠自主活动，延长小鼠睡眠时间；增加大鼠无眼球快速运动睡眠和眼球快速运动睡眠，减少大鼠活动次数。

甘草的甘草次酸和异甘草素，可缩短睡眠潜伏期，增加无眼球快速运动睡眠。

肉豆蔻含肉豆蔻木酚素，可改善雏鸡的浅睡眠和深睡眠模式。

佛手含佛手柑内酯，可缩短小鼠睡眠潜伏期，延长小鼠睡眠时间。

第二节　能够辅助改善记忆力的药食同源品种

一、记忆的概念与种类

（一）记忆的概念

记忆（memory）是经历过的事物在头脑中的反映。记忆与感知觉有明显的区别。感知觉是当前直接作用于感官的事物在头脑中的反映，反映的是事物的外部属性；而记忆则是对过去经历过的事物的反映，反映的是过去经历过的事物的内容。

记忆是大脑神经系统固有的生物学功能，主要表现为三点：其一，"不变量形成"，即当某事物的主要特征与记忆中某事物的特征相似时，不管其表现形式如何，人脑都可以识别这一事物。例如，即使很久没见父母，父母的形象、衣着打扮等虽有变化，但见面便能认出。其二，信息平行处理。即同时输入各种信息，并分别在脑内相应的中枢区域进行整合与分析，产生综合记忆。例如学生在课堂上听课，同时看到、听到、想到、做到的事物信息会在学生脑中产生综合的而不是零散的记忆。其三，机构复杂，高效低能耗。脑内神经细胞成百上千亿，相互联系的复杂程度难以想象，但是，记忆活动时，脑神经细胞的总耗能量不超过 100W。

与记忆关系最密切的是颞叶。加拿大的神经生理学家潘菲尔德（W. Penfield）用电刺激癫痫病患者的颞叶外侧部，引起了患者对往事的鲜明回忆。颞叶区的回忆多半是视觉和听觉方面的形象记忆。Scovile 研究发现，颞叶范围内的海马结构是长时记忆的储存区，因癫痫病不断恶化而被切除了两侧颞叶内侧和海马的患者，手术后便立即出现了遗忘症。有研究发现两侧颞叶受损对记忆影响有不同效应，切除右颞叶对形象记忆影响大，对言语记忆影响小。总之，颞叶的损伤可使患者失去长时记忆的能力。

（二）记忆的种类

现代心理学中，记忆根据记忆者对记忆的内容有无明确的意识可分为内隐记忆和外显记忆两类；根据信息储存的时间长短不同，记忆可分为瞬时记忆、短时记忆和长时记忆。

1. 内隐记忆与外显记忆

通常，内隐记忆是指在不需要意识参与或有意回忆的情况下，个体的经验自动对当前任务产生影响而表现出来的记忆；外显记忆则是指当个体需要有意识地或主动地收集某些经验用以完成当前任务时所表现出的记忆。简而言之，内隐记忆就是自动的、不需要意识参与的记忆，也可称无意记忆；而外显记忆则是主动的、有意识参与的记忆，也可称有意记忆。

2. 瞬时记忆、短时记忆和长时记忆

（1）瞬时记忆　也称为感觉记忆，是信息储存时间极为短暂的记忆，属于人的三种记忆机能系统中的第一级记忆机能系统。作用于人的感官的各种刺激，当其作用停止后，感觉的事物印象并不立即消失，输入的信息保持1s左右后才消失，这种记忆便是瞬时记忆，视觉后像就是一个明显的例子。瞬时记忆具有三个特点：其一，保持时间只是一瞬间，视觉范围内最多不超过1s，听觉范围内信息保持时间为2~4s，最清晰的时间是1s。其二，储存的信息具有鲜明的形象性。其三，信息储存具有相当大的容量。瞬时记忆对信息储存的时间虽然极为短暂，但它对知觉活动本身和其他高级认知活动都有重要意义。

（2）短时记忆　在瞬时记忆基础上，通过注意，信息在头脑中保持1min以内的记忆称为短时记忆。短时记忆是第二级记忆机能系统。短时记忆特点有三个：其一，信息保持的时间比瞬时记忆稍长，但最长也不超过1min。其二，短时记忆的信息容量有限，且相对固定，大约是（7±2）个单位（组块）。这个单位可以是一个数字、一个汉字、一个字母、一个英语单词，也可以是一个熟悉的有意义联系的词组，甚至是一个句子。其三，短时记忆是从瞬时记忆到长时记忆的中间阶段，是一种直接参与人们当前活动，实际起作用的记忆。因此，短时记忆又称工作记忆，它通过注意接受来自感觉记忆中的信息，并从长时记忆中提取信息，进行有意识的加工，由此支配当前的活动。例如，学生根据教师在黑板上的板书内容来做笔记，看一句就能记下一句，其中依靠的记忆就是短时记忆。

（3）长时记忆　信息保持时间在1min以上乃至终生的记忆称为长时记忆，属于第三级记忆机能系统。长时记忆是在短时记忆的基础上通过复述而形成的。长时记忆的容量是无限的，任何信息只要得到足够复习，均能保持在长时记忆中。平常人们一般讲的记忆问题实际上就是指的长时记忆。长时记忆是个体经验积累和心理发展的前提。长时记忆储存着个体关于世界的一切知识，为个体的一切活动提供必要的知识基础。

瞬时记忆、短时记忆和长时记忆三种记忆系统是相互联系、相互影响的，有机构成了人的记忆体系。

（三）记忆障碍

记忆是人的基本认识功能，使人能认识自己、认识他人、认识世界。认识就是人们通过与过去经验对比分析形成的。而过去的经验的保留，就是记忆。记忆包括识记、保持、再认和回忆四个环节。记忆障碍及其表现如下：

（1）记忆减退　记忆减退是指在记忆环节中的能力普遍低于正常人或低于发病前。记忆减退有不同程度的表现，有的记不住刚做过的事，称近事记忆减退；也可以表现出远事记忆减退。从记忆减退的发展过程看，大多是从近事记忆减退逐渐发展为远事记忆减退。

（2）遗忘　遗忘是回忆的丧失，而非记忆减退。遗忘可有三种情况：①逆行性遗忘，是指发病以前一段时间发生的事情不能回忆。如头部受重伤的患者回忆不起是在什么地方受的伤。②顺行性遗忘，是指在疾病发生后所经历的事情不能回忆，如脑震荡患者不能回忆伤后发生的事情。③进行性遗忘，遗忘有逐渐加重的趋势，如阿尔茨海默病的遗忘。

（3）记忆增强　记忆增强是指在病态情况下，已经遗忘了的事物，在头脑中重新活跃起来的现象。如患者在患病前不能记住的事物，现在能够记忆了。记忆增强与记忆超常不同，后者不是病态表现。

（4）记忆错构　它是一种记忆错误，即对经历过的事物和事情发生错误的记忆，别人提醒或对证仍不能改变。如一位老年精神病患者，初次与医生见面，就认定这位医生和他在某地某处谈过话，其实并没有此事。

（5）记忆错觉　这也是一种记忆错误，它是指将别人经历过的事件归于自己，并坚信这件事是自己的经历。中毒性精神病患者、麻痹性痴呆病患者多有这种现象。

二、能够改善记忆力的药食同源品种

查阅相关资料后得知，目前具有改善记忆力作用的药食同源品种共有 7 种，分别为火麻仁、紫苏子、槐米、酸枣仁、覆盆子、天麻、党参。

以上这些物品中，火麻仁、紫苏子、槐米、酸枣仁等一直以来被认为具有益智作用，有助于增强大脑功能和提高记忆力。火麻仁和紫苏子富含脂肪酸和抗氧化物质，可以保护神经细胞，提高学习和记忆能力。槐米和酸枣仁则被认为可以清热解毒，有助于平衡大脑功能，提高专注力和记忆力。覆盆子等也被认为有助于改善记忆力。覆盆子富含维生素 C 和抗氧化物质，可以保护神经细胞，提高大脑功能。此外，天麻等传统上也被认为对改善记忆力有益。天麻被认为可以舒经活络，提高大脑神经传导速度，增强记忆力和注意力。最后，党参等也被认为有助于改善记忆力。党参被认为可以增强脑部血液循环，改善记忆和认知功能。

　　总的来说，这些物品中的成分和作用有助于改善大脑功能、促进神经传导、增强记忆力和学习能力。然而，使用这些物品前应咨询专业医师或中医师，避免不良反应和药物相互作用。

　　（1）火麻仁　性甘，平，归脾、胃、大肠经，含有油酸、亚油酸、亚麻酸、大麻、毒蕈碱、葫芦巴碱、胆碱、葡萄糖醛酸、固醇、卵磷脂等。火麻仁用于血虚津亏、肠燥便秘等，具有改善学习记忆力等功效。

　　（2）紫苏子　性辛、温，归肺经，含有迷迭香酸、α-亚麻酸、亚油酸、油酸等。紫苏子降气化痰、止咳平喘、润肠通便，用于痰壅气逆、咳嗽气喘，紫苏子具有改善学习记忆力、预防阿尔茨海默病等功效。

　　（3）槐米　性微寒，归肝、大肠经，含有芦丁，槲皮素，槐花米甲、乙和丙素等，具有改善学习记忆力、抗氧化、降尿酸、镇痛等功效。

　　（4）酸枣仁　性甘、酸，平，归肝、胆、心经，含有酸枣仁皂苷、胡萝卜苷、白桦脂酸、白桦脂醇、脂肪油、蛋白质、cGMP 样活性物质、维生素 C 等。其补肝、宁心、敛汗、生津，可改善学习记忆力、增强体力。

　　（5）覆盆子　性甘、酸、温，归肝、肾、膀胱经，含有有机酸、糖类及少量维生素 C 等，益肾固精缩尿、养肝明目，具有改善学习记忆力等功效。

　　（6）天麻　性甘、平，归肝经。天麻含酚类成分，脂肪酸类成分、多糖，还含有胡萝卜苷、多种氨基酸、多种微量元素，具有息风止痉、平抑肝阳、祛风通络的功能，也可以改善学习记忆力。

　　（7）党参　性甘、平，归脾、肺经，含有 α-菠菜固醇、豆固醇、α-菠菜固醇-β-D-葡萄糖苷、豆固醇-β-D-葡萄糖苷、豆固酮、胆碱、党参酸、党参内酯等。党参可改善学习记忆力、健脾益肺、养血生津，用于脾肺气虚、食少倦怠、咳嗽虚喘、气血不足、面色萎黄、心悸气短、津伤口渴、内热消渴等症。

第三节　能够帮助增加骨密度的药食同源品种

一、骨质疏松症发病原因

（一）骨的组成

骨组织由细胞、纤维和基质组成。

1. 骨组织的细胞

骨组织的细胞包括骨原细胞、成骨细胞、骨细胞和破骨细胞。只有骨细胞存在于骨组织内，其他三种细胞均位于骨组织的边缘。骨原细胞也称为骨祖细胞，具有增生和分化的能力。成骨细胞来源于骨原细胞，成骨细胞不能再进行细胞分裂，但其具有很强的蛋白质合成能力，其主要功能为合成并分泌类骨质和无定形基质，也参与类骨质的钙化，此外还参与类骨质的矿化过程。成骨细胞在成骨过程中一旦被周围骨基质所包埋，即成为骨细胞。骨细胞可保持骨的完整性，作为骨存活的标志。破骨细胞，其来源有争议，现一般认为由破骨细胞的前体细胞和骨原细胞融合而成。破骨细胞的主要功能为参与骨吸收。甲状旁腺激素、破骨细胞激活因子可促进破骨细胞的形成，并可加强骨吸收，而降钙素则能减弱破骨细胞的活动。

2. 骨基质

骨基质（bone matrix）是骨细胞的胞外基质，为成骨细胞所分泌，占骨湿重的8%~9%。骨基质分为有机质和无机质两部分。骨基质中的有机质90%~95%为骨胶原，主要由甘氨酸、脯氨酸和羟脯氨酸等20种氨基酸组成，骨胶原对钙化起作用。除骨胶原外，骨基质中的有机质主要为糖–蛋白复合物。骨基质中的无机质又称为骨盐，占体重的4%~5%。骨盐共计有20余种，其中磷酸钙占84%，碳酸钙占10%，柠檬酸钙占2%，磷酸氢二钠占2%。骨盐起初以磷酸钙盐的形式沉淀，之后钙化为羟基磷灰石结晶。骨盐中细小的结晶所形成的巨大表面积有利于骨与细胞外液的离子交换，并可吸附大量的镁、钠等离子。

3. 骨的构建和再建

在胎儿、儿童、少年阶段，骨骼不断地生长。骨的构建如同雕塑一般，即骨的表面在组织间隙单方向运动，使骨具有一定的几何形状、长短、大小及骨量。在骨的构建过程中，破骨细胞和成骨细胞并非单独作用，而是相互配合。在人体发育成熟，即18~20岁即停止骨构建。

骨骼成熟后骨构建即停止，不再参与成年后骨代谢活动。然而成年后骨在一生中仍在不断进行更新和改造，这就是骨再建过程。骨再建过程包括骨表面的骨吸收、骨形成及静止阶段。先由破骨细胞清除一定量的骨组织，然后在骨吸收区有新的骨组织形成。骨再建不能改变骨的构筑、大小及骨量。在骨再建过程中，破骨细胞吸收骨和成骨细胞形成新骨的过程在时间上和空间上紧密耦联，并发生在同一个再建单位中。两者维持一定的数量，互相制约，对生物机械性刺激产生相应的反应，不断调整结构，发生更新以维持平衡。骨量的多少取决于骨再建过程中骨形成和骨吸收是否平衡。骨质疏松或骨丢失正是因为这一平衡被破坏或解耦联，使骨吸收大于骨形成。骨的再建贯穿于人类出生到死亡的一生，儿童时期最快；骨成熟后，骨的再建过程至20岁左右逐渐下降，直到35岁左右下降到最低点，然后慢慢上升，但不再像儿童时期那么活跃。

4. 骨的功能

骨具有支架、保护和运动功能。骨骼之间通过关节、关节囊、韧带和肌肉连接在一起，可作为人体支架，负荷重量并且可作为运动的杠杆。许多骨还连接成具有环绕形状的腔隙，具有保护内脏器官、维持一些血管的正常形态及避免部分神经受压的作用。

5. 骨量的变化

人一生中不同年龄时期的骨量取决于人体骨骼生长期达到的峰值骨密度和其后的骨

丢失率。人出生时全身的钙含量仅为 25g 左右，到 20 岁时已获得相当于骨峰值 90% 以上的骨量。峰值骨量是指人一生中的最大骨量。人类一生中骨量的变化可分为 6 个时期。

（1）骨量增长期　从出生到 20 岁左右，骨量随年龄持续增加。7～8 岁的儿童、13～14 岁的女性和 15～16 岁的男性处在两个快速的骨量增长期。该期男性和女性的年均增长率分别为 2.2% 和 1.9%，因此，男性骨密度峰值要高于女性。

（2）骨量缓慢增长期　20～30 岁，骨量以 0.5%～1% 的年增长率缓慢增加。

（3）骨量峰值相对稳定期　30～40 岁，骨量相对稳定，达到一生中的峰值，骨密度也处于一生中的峰值。男性峰值高于女性。该期一般维持 5～10 年。

（4）骨量丢失前期　女性 40～49 岁，男性 40～64 岁，骨量缓慢丢失，年丢失率分别为 0.4%～0.6% 和 0.3%～0.5%。

（5）骨量快速丢失期　女性绝经后 1～10 年，骨量丢失显著加快，年丢失率为 1.5%～2.5%，该期一般维持 5～10 年。男性不存在此期。

（6）骨量缓慢丢失期　65 岁以后，女性骨量丢失速率降低到绝经前水平。男性骨量丢失有所加快，年丢失率为 0.5%～1%。骨质疏松程度取决于峰值骨量的高低以及随后的骨丢失速率，因此峰值骨量的研究对骨质疏松症的防治具有重要价值。研究表明，峰值骨量具有性别差异。由于生理因素的影响，女性峰值骨量明显低于男性。峰值骨量也具有一定的种族差异，黑色人种骨密度高于白种人，白种人高于黄种人。中国人峰值骨量较同年龄组白种人低 15% 左右。

（二）骨质疏松症

骨质疏松症是多种原因引起的一组骨病，是以单位体积内骨组织量减少为特点的代谢性骨病变。在多数骨质疏松中，骨组织的减少主要是由于骨质吸收增多所致，以骨骼疼痛、易于骨折为特征。骨质疏松症主要分为原发性和继发性骨质疏松症，原发性一般分为 I 型和 III 型，I 型又称为绝经后骨质疏松，为高转换型，主要原因为雌激素缺乏；III 型又称为老年性骨质疏松，为低转换型，由于年龄的老化所致。继发性骨质疏松症由多种因素所致，它的基本病理机理是骨代谢过程中骨吸收和骨形成的耦联出现缺陷，导致人体内的钙磷代谢不平衡，使骨密度逐渐减少而引起以下临床症状。

1. 疼痛

这是原发性骨质疏松症最常见的病症，以腰背痛多见，占疼痛患者中的 70%～80%。疼痛沿脊柱向两侧扩散，仰卧或坐位时疼痛减轻，直立时后伸或久立、久坐时疼痛加剧，日间疼痛轻，夜间和清晨醒来时加重，弯腰、肌肉运动、咳嗽、大便用力时加重。一般骨量丢失 12% 以上时即可出现骨痛。老年人患骨质疏松症时，椎体骨小梁萎缩，椎体压缩变形，脊柱前屈，肌肉疲劳甚至痉挛，产生疼痛。胸腰椎压缩性骨折亦可产生急性疼痛，相应部位的脊柱棘突可有强烈压痛及叩击痛，一般 2～3 周后可逐渐减轻，部分患者呈慢性腰痛。若压迫相应的脊神经可产生四肢放射痛、双下肢感觉运动障碍、肋间神经痛、胸骨后疼痛（类似心绞痛），也可出现上腹痛类似急腹症。若压迫脊髓、马尾神经，可影响膀胱、直肠功能。

2. 身长缩短、驼背

此多在疼痛后出现。脊椎椎体前部几乎多为松质骨组成，而且此部位是身体的支柱，负重量大，尤其第 11、12 胸椎及第 3 腰椎，负荷量更大，容易压缩变形，使脊椎前倾、背曲加剧，形成驼背。随着年龄增长，骨质疏松加重，驼背曲度加大，致使膝关节变性显著以及稳定性下降。每人有 24 节椎体，正常人每一椎体高度约 2cm，老年人骨质疏松时椎体压缩，每椎体缩短 2mm 左右，身长平均缩短 3~6cm。

3. 骨折

这是骨质疏松症最常见和最严重的并发症。

4. 呼吸功能下降

胸、腰椎压缩性变形，脊椎后弯，胸廓畸形，可使肺活量和最大换气量显著减少，患者往往出现胸闷、气短、呼吸困难等症状。

5. 骨密度值下降

骨密度全称是骨骼矿物质密度，是骨骼强度的一个重要指标，以 g/cm^2 表示，是一个绝对值。应用双能 X 射线吸收法测定中国北方汉族健康人的腰椎 L2~L4 及髋部骨密度。结果表明，男性峰值骨密度年龄各部位均在 20~24 岁，L2~L4 密度值为 $1228g/cm^2$；女性峰值骨密度年龄腰椎在 30~34 岁，L2~L4 值为 $1197g/cm^2$。在临床使用骨密度值时，由于不同的骨密度检测仪的绝对值不同，通常使用 T 值判断骨密度是否正常。T 值是一个相对值，为平均值和标准值的差（平均值为实际测试结果，标准值按性别和年龄的组合不同而有不同的值），正常参考值为 $-1~+1$。如果差（T 值）为正值或零，则被测人骨密度良好；如果差（T 值）为负值，则被测人为骨密度降低，低于 -2.5 时为不正常。

（三）骨质疏松症的发病机制

一般认为激素调控、营养状况、物理因素、遗传因素及不良生活习惯等均与骨质疏松的发生有关。

1. 激素调控

与骨质疏松症有关的激素有 7 种，如雌激素、甲状旁腺激素、降钙素、甲状腺激素、雄性激素、类固醇皮质激素、生长激素等，其中前 4 种激素尤为重要。

（1）雌激素　其主要在卵巢内产生，睾丸、胎盘和肾上腺也分泌少量雌激素。机体内主要的雌激素为雌二醇。雌激素具有维护和促进女性生殖器官、副性征的发育及功能维持的作用，而且对机体的代谢、内分泌、网状内皮系统、心血管系统及骨骼生长系统均有重要的调节作用。女性绝经后骨质疏松症的发病机制主要就是由于雌激素分泌不足所致。因此，雌激素已成为当前防治绝经后骨质疏松症的首选药物。女性进入绝经期后，由于雌激素减少，使骨量丢失增加。绝经后的女性在头 5 年中每年丢失 1.5%~2.5% 的骨量，绝经后 10 年每年丢失骨量可达 5% 之多。所以有 25%~50% 的 60 岁以上妇女患骨质疏松。从更年期开始，由于卵巢萎缩，体内雌激素急剧降低而引起骨代谢出现明显负平衡。新生的骨组织减少，丢失的骨组织增多，每天约丢失钙 50mg。绝经的前 1 年开始至绝经后 5～10 年内，松质骨每年丢失骨总量的 5%～8%，密质骨每年丢失 1%～3%。绝经后 15～20 年内丢失继续加重，占总骨量的 1/3～1/2。而绝经妇女 70 岁以上骨量丢失变得缓慢，每年仅丢失 0.75%～1%，但松质骨的丢失仍大于密质骨。女性一生将丢失骨总量的 50% 左右，男性丢失约为 30%，故女性骨质疏松明显多于男性。美国人骨质疏松所致髋部骨折中，85% 为女性，51～70 岁女性骨质疏松患者数均为同龄男性的 3 倍。

雌激素具有促进降钙素分泌和抑制破骨细胞及刺激成骨细胞的作用。雌激素分泌不足，使破骨细胞过于活跃，骨吸收大于骨形成。成骨细胞通过自分泌和旁分泌产生多种局部生长因子进行自调节和旁调节。雌激素可促进成骨细胞分泌转化生长因子-β（TGF-β）。白细胞介素 1 和白细胞介素 6（IL-1 和 IL-6）是两种有效的骨吸收刺激因子，雌激素可以降低 IL-1 和 IL-6 的分泌，从而抑制骨吸收。雌激素分泌不足会抑制甲状旁腺激素的分泌，甲状旁腺激素分泌不足，使肾脏 25(OH)-1a 羟化酶的活化发生障碍，造成 1,25-$(OH)_2D_3$ 合成减少，肠钙吸收减少，造成负钙平衡，骨钙含量减少，导致骨质疏松。雌激素能促进维生素 D 的合成，维生素 D 能诱导骨细胞分化，并对骨的形成和矿化有促进作用。在维生素 D_3 的生成过程中雌激素能活化 25(OH)-1a 羟化酶，增加 1,25-$(OH)_2D_3$ 的合成，增加肠道对钙的吸收。

（2）甲状旁腺激素　多肽激素 PTH、降钙素和维生素 D_3 是动物体内调节钙代谢和骨组织更新的三大重要激素。

甲状旁腺是位于甲状腺背面上、下面两极的棕黄色或肉红色小腺体。成人的腺体重 20～40mg，80% 左右的人是两对。甲状旁腺由主细胞及嗜酸性细胞组成。主细胞分泌 PTH，它是由 84 个氨基酸组成的多肽激素，相对分子质量为 9500。其氨基端由 1～34 个氨基酸组成，与靶细胞受体结合后发生生物效应。其羧基端不具有降钙活性，但具有免疫活性。PTH 的生理功能主要是控制细胞外液的钙浓度，通过影响骨、肾和肠 3 个靶器官上钙的转运过程，使血钙浓度保持正常。例如，将动物的甲状旁腺摘除，血钙水平逐渐下降，血磷水平则逐渐升高，直至动物死亡。

PTH 对各种骨细胞的共同作用是促使钙离子从细胞外液进入细胞及从线粒体内释放，最终使细胞质钙离子浓度增加。破骨细胞胞质内钙离子增加，使溶酶体酶释放出水解酶，分解骨的有机基质，引起骨的溶化，释放出钙及磷酸盐，使血液循环中钙、磷水平提高。另外，PTH 作用于破骨细胞，使胞质内钙离子浓度增高而抑制异柠檬酸脱氢酶，从而产生大量柠檬酸和乳酸，使骨基质的 pH 降低，利于骨盐的溶解和释放。总之，PTH 促进骨吸收，显著增加磷的排泄，增加钙的重吸收并且促进 25(OH)D_3 向 1,25-$(OH)_2D_3$ 的转化。这些作用使血钙浓度增加，血磷浓度下降。此外，PTH 能通过刺激 1,25-$(OH)_2D_3$ 的形成而间接促进肠道对钙的吸收。PTH 对骨的作用主要是快速调节，使骨钙迅速释放入血。中速调节有赖于骨溶解和肾脏对钙的重吸收。慢速调节则需要骨、肾脏和肠道的协同效应。

（3）降钙素 与PTH作用相反，降钙素的主要作用是降低血钙。降钙素是由32个氨基酸组成的单链多肽，相对分子质量为3500。在不同种属间，其中段的氨基酸序列存在明显差异，而N端和C端的氨基酸序列变化小。人类和哺乳动物的甲状腺滤泡旁细胞是分泌降钙素的部位。降钙素目前作为抑制骨吸收和降低血钙的药物用于治疗畸形性骨炎、高钙血症、骨质疏松和成骨发育不全。

降钙素的生理作用是抑制骨吸收，但这种抑制作用并不持久，随后会出现抑制的脱逸现象。用降钙素治疗甲状旁腺功能亢进或恶性肿瘤所致的高血钙，疗效并不明显，其原因即为降钙素的脱逸现象。体外实验表明，合用糖皮质激素可预防降钙素的脱逸现象。

（4）甲状腺激素 甲状腺激素（主要为T3和T4）对骨质疏松的发病有重要影响，其通过影响骨细胞活性、骨重塑过程，调节骨骼健康状况影响发病。其作用包括促进骨质吸收、影响骨形成、调节钙磷代谢以及参与维生素D代谢。异常的甲状腺激素水平可能导致患骨质疏松症风险增加，因此甲状腺功能异常患者需密切监测骨密度，采取预防和治疗措施，如药物治疗、钙和维生素D补充、调整激素水平，同时保持健康生活方式以维护骨健康。

除以上几种激素外，其他激素如雄性激素等也影响骨量和骨密度。

2. 营养状况

骨质疏松症的主要特征是骨量减少。一个人骨量的形成主要受遗传和环境因素的影响。在后天环境因素中，营养占极其重要的地位。合理营养有助于提高峰值骨量及减缓绝经后的骨丢失。影响骨代谢的营养因素主要有钙、磷及维生素D的摄入情况，膳食中蛋白质、钠及一些微量元素（如氟、镁、锌、铜、锰）等的摄入也与骨代谢有关。

营养素中的钙、磷、蛋白质是构成骨骼的主要物质。体内钙、磷缺乏，蛋白质含量过少，钙、磷比例失调是造成骨质疏松的主要原因。维生素D_3又称为胆钙化醇。人体可以通过两条途径获得维生素D_3：①皮肤中的7-脱氢胆固醇在紫外线照射下转化为维生素D_3；②随食物摄入的维生素D_3在小肠内被吸收。通过上述两种途径进入肝脏的维生素D_3，在肝细胞内转化为$25(OH)D_3$，然后再在肾脏内进一步羟化转变为$1,25-(OH)_2D_3$和$24,25-(OH)_2D_3$等具有生物活性的钙调节激素。$1,25-(OH)_2D_3$的主要生物学效应是促进小肠上皮细胞对钙和磷的吸收。氟是构成人体牙齿和骨骼的重要微量元素之一。90%的氟存在于牙齿和骨骼。适量的氟有利于钙、磷在骨中的沉积，对骨骼的生长和钙化起重要作用。而过量的氟会对肾造成一定损伤，引起维生素D缺乏，导致血钙水平下降，从而促使PTH分泌，增加骨吸收，甚至发生溶骨现象。铜是骨基质中赖氨酸羧化酶的辅因子，铜缺乏会引起骨胶原结构及功能异常。锰缺乏会干扰骨基质中多糖的合成。实验表明，锰缺乏时动物生长停滞、骨骼畸形、新生儿运动失调。锌缺乏会影响骨细胞增生及骨碱性磷酸酶的活性。镁在人体中70%以磷酸盐的形式参与骨骼和牙齿的组成，镁还具有调节钙的肠吸收和肾排泄作用，长期低镁可造成骨质疏松。因此，在膳食中应注意补充适量的微量元素。

3. 物理因素

物理因素包括运动、日光照射情况、重力负荷等，这些因素与骨质疏松症的发生均有密切关系。骨的生长、发育、成熟及老化受众多因素影响，其中运动负荷是重要因素之一。体育运动能够改善和维持骨结构，因而可作为预防骨质疏松的一种策略。运动调节骨代谢的机制可能与影响内分泌、促进钙吸收等有关。人的皮肤中存在的 7-脱氢胆固醇，在紫外线照射下可转变为维生素 D_3，维生素 D_3 在皮肤中的形成是人体维生素 D_3 的重要来源。因此，经常参加户外活动、适量晒太阳可有效预防维生素 D_3 缺乏引起的骨代谢疾病，尤其是儿童、孕妇和老年人。

4. 遗传因素

遗传因素也是骨质疏松症发生的一个重要原因，因此，对于严重骨质疏松症患者询问其是否有家族史是必要的。

Smith 等（1973）测定了 71 对少年双生子和 80 对成人双生子的桡骨骨量后发现，少年组双生子之间的骨量差异较小，有良好的一致性。而成年组的一致性较差，且骨量差异随年龄增加。这说明少年时遗传因素对骨量的影响起决定作用，而成年后环境因素的作用逐渐增大。

5. 不良生活习惯

长期过量饮用啤酒和白酒是导致骨质疏松症的原因之一。葡萄酒对骨质疏松症的发生作用不明显。乙醇引起骨质疏松症的原因是多方面的，主要与抑制成骨细胞功能、影响性激素分泌、干扰维生素 D_3 代谢及 PTH 分泌等有关。所以长期过量饮酒不仅是骨质疏松症发生的诱因，而且还是病情加重的因素。

咖啡摄入量与骨丢失的关系密切。大量研究表明，咖啡摄入量与妇女锁骨骨折发生率呈正相关，特别是在绝经后骨质疏松妇女中尤为明显。过量摄入咖啡导致骨丢失的程度受钙摄入量的调节。钙摄入量>774mg/d，骨密度无明显改变，低于此量伴高咖啡因摄入者（>450mg/d），骨密度降低。预防因咖啡因所致骨丢失的方法有：①减少咖啡因摄入量，每天摄入量<450mg 为好；②补充钙剂，使钙摄入量为 800mg/d，可对抗咖啡因的骨丢失作用，从而可防止甚至避免骨质疏松症的发生。

长时间吸烟可导致骨质疏松症的发生。绝大多数吸烟者是从青少年时期开始的，此时正是峰值骨密度形成期间，吸烟可能直接影响骨密度峰值的形成，为老年后骨质疏松症的发生埋下了潜因。吸烟降低骨密度峰值的原因可归纳如下：①降低骨吸收：吸烟者血钙增加，尿钙排出量增加。②抑制骨形成：吸烟者骨小梁体积、骨形成率和骨矿物盐沉积率明显降低。③对内分泌激素的影响：研究表明，吸烟的妊娠和绝经妇女比非吸烟女性雌激素水平低，而且吸烟促进雌激素的分解代谢，降低血雌激素含量，还可降低血甲状旁腺激素水平，使骨吸收减少。

综上所述，骨质疏松症的病因是多样化的，由年龄、性别、遗传和环境等因素共同决定。

二、能够增加骨密度的药食同源品种

查阅相关资料后得知，目前具有增加骨密度作用的药食同源品种共有3种，分别为牡蛎、阿胶、杜仲。

牡蛎富含碳酸钙、磷酸钙及硫酸钙等成分，这些成分对增加骨密度非常有益。其次，阿胶中含有多种氨基酸和无机元素，这些成分有助于促进骨密度的增加。杜仲所含的多种活性成分能够补肝肾、强筋骨，进而可提高骨密度。

综合来看，这3种物质可以在保健和治疗骨质疏松等问题中发挥重要作用。

（1）牡蛎　性咸、微寒，归肝、胆、肾经，含有碳酸钙、磷酸钙及硫酸钙，并含镁、铝、硅及氧化铁、糖原、牛磺酸、氨基酸、谷胱甘肽等。牡蛎重镇安神、滋阴补阳、软坚散结，用于惊悸失眠、眩晕耳鸣、瘰疬痰核、症瘕痞块。煅牡蛎收敛固涩、制酸止痛，用于自汗盗汗、遗精滑精、崩漏带下、胃痛吞酸。牡蛎具有增加骨密度、增强免疫力、改善睡眠、缓解体力疲劳等作用。

（2）阿胶　性甘、平，归肺、肝、肾经，含有多种氨基酸，如L-羟脯氨酸、甘氨酸、丙氨酸、L-脯氨酸等，还含有钾、钠、钙、镁、铜、铁、铝、锰、锌等无机元素。阿胶补血滋阴、润燥止血，用于血虚萎黄、眩晕心悸、肌萎无力、心烦不眠、虚风内动、肺燥咳嗽、劳嗽咯血、吐血尿血、便血崩漏、妊娠胎漏等症，可增加骨密度。

（3）杜仲　性甘、温，归肝、肾经，含松脂醇二葡萄糖苷、紫丁香苷、松柏苷、苏式-二羟基脱氢二松柏醇、杜仲醇、杜仲醇苷、1-脱氧杜仲醇、绿原酸、咖啡酸、酒石酸、白桦脂酸、熊果酸、香草酸等，补肝肾、强筋骨、安胎。

参考文献

[1]　巴合沙拉·马乃甫，阿力努尔·艾麦尔，罗静莺，等. 苦豆子总碱对大鼠学习记忆功能和乙酰胆碱生成的影响［J］. 华西药学杂志，2024，39（01）：25-28.

[2]　半山. 为什么人早上比晚上高［J］. 阅读，2023，46：48.

[3]　曹阳，李新宇，王本驰. 视觉记忆中工作记忆与长时记忆的交互［J］. 应用心理学，2024，12：1-18.

[4]　但家红. 25羟基维生素D和甲状旁腺激素水平与儿童骨骼发育程度的相关性研究［J］. 基层医学论坛，2024，28（16）：58-60.

[5]　方书德，陈巧巧. 酸枣仁及其提取物治疗失眠的药理机制研究进展［J］. 环球中医药，2024，07：1-7.

[6]　冯玉陶，么婷，曹树春. 酪蛋白磷酸肽与维生素D促钙吸收作用机制研究进展［J］. 生物化工，2024，10（02）：234-237，247.

[7]　李崇，罗晓婷，纪舒妤，等. 炎症因子在骨质疏松发病机理中的研究进展［J］. 中国骨质疏松

杂志，2021，27（10）：1516-1522.

[8]　李存娇，杨雪，丁凤，等. 山东省三城区 6~8 岁儿童睡眠特点及影响因素分析［J］. 中国妇幼卫生杂志，2024，15（03）：17-23.

[9]　李晶晶，陈少影，兰卫. 洋甘菊的化学成分和药理作用研究进展及其质量标志物预测分析［J］. 中国药学杂志，2024，59（08）：664-675.

[10]　刘霞. 睡眠不足扰乱记忆力机制揭示［N］. 科技日报，2024-06-14（004）.

[11]　吕仁龙，蒋睿珂，张雨书，等. 光周期对反刍动物激素分泌、生产性能和繁殖性能影响的研究进展［J］. 动物营养学报，2024，36（05）：2721-2727.

[12]　罗彩珠，陈金香，张群，等. 聚乳酸/羟基磷灰石/磷钙锌石复合支架促进大鼠骨质疏松性骨缺损愈合［J］. 南方医科大学学报，2024，44（02）：370-380.

[13]　倪泽敏，刘倩，蔡翠华，等. 维生素及联合钙摄入与原发骨质疏松症风险关联性研究进展［J］. 中国社会医学杂志，2024，41（03）：365-368.

[14]　王冬雪，张娇娇，谢海龙，等. 川芎-天麻对血管性认知障碍大鼠学习记忆的改善作用研究［J］. 特产研究，2024，46（03）：93-97，101.

[15]　王蒙蒙，赵忠新，吴惠涓. 发作性睡病临床表现与治疗研究进展［J］. 中国临床药理学与治疗学，2021，26（05）：491-496.

[16]　王升辉，郭好战，张红菊，等. 反复发作的孤立性睡瘫症 2 例临床分析［J］. 中风与神经疾病杂志，2019，36（07）：613-615.

[17]　王颖，王强，蒋珍秀，等. 银杏二萜内酯葡胺对阿尔茨海默病大鼠学习记忆障碍的改善作用［J］. 中成药，2023，45（10）：3438-3441.

[18]　吴美琪，余世琴，曾伟主，等. 高效分泌色氨酸羟化酶实现 5-羟基色氨酸的生物转化［J］. 食品与发酵工业，2024，10：1-11.

[19]　杨静，贾丽景，毛卓锋，等. 长程居家多导睡眠监测评估发作性睡病日间嗜睡的应用价值［J］. 河北医药，2024，46（11）：1686-1689.

[20]　杨凌麟，陈宇洁，王怡，等. 不同海拔地区不同年龄、性别健康成人睡眠监测指标差异性及临床意义研究［J］. 中国全科医学，2024，27（24）：2961-2968.

[21]　叶圆圆，李文涛，陶敏，等. 失眠障碍患者慢波睡眠与执行功能的相关性研究［J］. 中风与神经疾病杂志，2024，41（03）：230-234，289.

[22]　俞晗珺. 健康的微量元素——氟［J］. 中国国境卫生检疫杂志，2022，45（02）：108.

[23]　张红菊，赵忠新. 睡眠期非癫痫性发作性疾病的诊断要点与治疗［J］. 中国新药与临床杂志，2007，（12）：927-930.

[24]　张林锋. 不同镇静深度下瑞马唑仑对区域麻醉患者外显记忆及内隐记忆的影响［D］. 太原：山西医科大学，2023.

[25]　赵婉玉，唐吉友. 多巴胺与发作性睡病临床病征学的相关性研究进展［J］. 中国医学科学院学报，2024，46（02）：254-259.

[26]　周航庆，张桂芳，李珊珊，等. 睡眠调节因子及其饮食来源的研究进展［J］. 食品工业科技，2024，05：1-18.

[27]　Selver B O，Bajin S M，Itil O，et al. 匹克威克综合征和阻塞性睡眠呼吸暂停综合征相关性假性脑瘤（英文）［J］. 国际眼科杂志，2011，11（04）：581-583.

第七章

具有延缓衰老功效的药食同源品种

第一节 能够抗氧化的药食同源品种

一、抗氧化的概念及对人体的作用

（一）抗氧化的概念

抗氧化是抗氧化自由基（anti-oxidant）的简称。人体因为与外界的持续接触，包括呼吸（氧化反应）、摄入外界污染物质、放射线照射等因素不断地在人体体内产生自由基。科学研究表明，癌症、衰老或其他疾病大都与过量自由基的产生有关联。

（二）自由基与机体健康和疾病的关系

自由基的概念及种类：自由基（free radical）是含有一个不成对电子的原子团。自由基是极活泼、极不稳定、生命期极短的化合物。自由基会在机体氧化反应中产生有害化合物，具有强氧化性，可损害机体的组织和细胞，进而引起慢性疾病及衰老效应。

氧自由基占主导地位，大约占自由基总量的95%。氧自由基包括超氧阴离子（$O_2^-\cdot$）、过氧化氢分子（H_2O_2）、羟基自由基（$OH\cdot$）、氢过氧基（$HO_2\cdot$）、烷过氧基（$ROO\cdot$）、烷氧基（$RO\cdot$）、氮氧自由基（$NO\cdot$）、过氧亚硝酸盐（ONOO—）和氢过氧化物（ROOH）等，它们又统称为活性氧（reactive oxygen species，ROS），都是人体内最为重要的自由基。非氧自由基主要有氢自由基（$H\cdot$）和有机自由基（$R\cdot$）等。

自由基的危害：自由基具有高度的氧化活性，极不稳定，活性极高，它们攻击细胞膜、线粒体膜，与膜中的不饱和脂肪酸反应，造成脂质过氧化增强。脂质过氧化产物（丙二醛等）又可分解为更多的自由基，引起自由基的连锁反应。这样，膜结构的完整性遭到破坏，引起肌肉、肝细胞、线粒体、DNA、RNA等广泛损伤从而引起各种疾病，诸如炎症、癌症、扩张性心肌病、老年性白内障、哮喘等。自由基的危害如图7-1所示。

自由基是人体疾病、衰老和死亡的直接参与和制造者。尤其可怕的是，自由基若入侵细胞核，会破坏DNA，DNA若被切断，当人体的修补酶无法修复DNA时，则使基因产生突变，从而引起多种疾病，如心脏病、阿尔茨海默病、帕金森病和肿瘤等。自由基更是癌症、老化的元凶。

（三）自由基的清除剂

自由基的清除剂指能与自由基反应并将其清除的试剂。自由基清除剂是能延迟、抑制和阻断活性氧/氧自由基氧化损伤的物质的总称，是能够与氧自由基结合并将之清除的机体保护

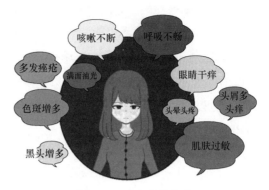

图 7-1　自由基的危害

剂。自由基清除剂在机体正常运转过程中以及保护细胞和组织免受氧化损伤中具有重要作用。

现已明确，引起机体氧化应激反应的大多数活性氧基团是自由基，并在多层次上参与老化和各种疾病的发生。可以期待抗氧化物中的一些物质可通过捕捉并除去活性氧而发挥机体的抗氧化作用。关于类胡萝卜素和类黄酮在机体内动态的研究是近年的热门课题。

（四）抗氧化食品研究现状

以前就曾有过活性氧与老化和疾病的发生相关的报道，如 DNA 的切断作用、碱基的氧化修饰、肿瘤的促进与增殖因子的第二信使等。近年来，有关氧化应激反应性基因的研究也很热门，由氧化应激导致的细胞内表达基因群的变化、基因网络的解析、各种疾病相关基因的表达等的研究日益受到关注。

由于这些领域的进展，抗氧化食品抑制老化和疾病发生的机制已日渐明朗，由于各种各样的抗氧化物质的作用机制不同，可以期待今后利用抗氧化物质不同的作用机制以及作用的个体和疾病的不同，大幅度地推进抗氧化食品的研究将成为方向。

二、具有抗氧化作用的药食同源品种

具有抗氧化作用的药食同源品种共有 83 种，分别是小蓟、山药、山楂、马齿苋、乌梅、木瓜、丁香、八角茴香、白果、白扁豆、刀豆、小茴香、葛根、薏苡仁、决明子、百合、莱菔子、白扁豆花、龙眼肉、肉豆蔻、肉桂、余甘子、佛手、杏仁、沙棘、花椒、红小豆、阿胶、麦芽、芡实、大枣、昆布、酸枣、罗汉果、金银花、郁李仁、鱼腥草、生姜、枳椇子、枸杞、茯苓、栀子、砂仁、香橼、香薷、桃仁、桑葚、桑叶、橘红、桔梗、益智仁、荷叶、莲子、高良姜、淡豆豉、淡竹叶、菊花、菊苣、黄芥子、黄精、紫苏、槐米、槐花、蜂蜜、蒲公英、榧子、酸枣仁、鲜芦根、鲜白茅根、藿香、当归、西红花、草果、荜茇、党参、肉苁蓉、铁皮石斛、西洋参、黄芪、灵芝、天麻、山茱萸、杜仲叶。

目前这 83 种已知的具有抗氧化作用的药食同源品种，仍有一部分发挥药效作用的成分和机制不明确，如小蓟提取物对超氧阴离子自由基、羟基自由基均有明显的清除作用，且对羟基自由基的清除效果更为明显，水提物对羟基自由基的清除效果最好，50%甲醇提取物对超氧阴离子自由基的清除效果最好，说明小蓟冠毛既有脂溶性的自由基清除物（可能是黄酮类成分），又有水溶性的自由基清除物；乌梅对二苯代苦味酰基自由基（DPPH）、2,2′-双 13-乙基苯并噻唑啉-6-磺酸（ABTS）及超氧阴离子自由基均有不同程度的清除作用，且具有一定的还原力；阿胶可清除 DPPH、ABTS 并减轻 H_2O_2 诱导的成纤维细胞的氧化损伤；酸枣提取物对 DPPH、羟基自由基均有不同程度的清除作用，对 Fe^{3+} 具有还原能力，且呈现良好的剂量依赖性；生姜不同提取液对 DPPH、ABTS及 OH· 均有一定的清除能力，其中生姜老根提取液的抗氧化活性最强；紫苏叶提取物对 OH·、O_2^-·、DPPH 均有一定的清除能力，其清除 O_2^-· 的能力大于清除 OH· 的能力，说明紫苏叶对不同自由基的清除具有选择性；榧子不同提取液对羟基自由基和 DPPH 有清除作用；管花肉苁蓉提取物中含有具有抗氧化活性的总酚、总黄酮，因此它们可以清除 DPPH，具有较高的抗氧化活性；杜仲叶提取物使超氧化物歧化酶、谷胱甘肽过氧化物酶含量有所提高，且使血清丙二醛含量极显著降低。

三、药食同源品种中具有抗氧化作用的主要功效成分

（一）多糖类

过量的活性氧或活性氮诱导的氧化应激会对细胞结构和生物分子功能造成显著的损伤，直接或间接导致多种疾病的发生。活性氧/活性氮的过量产生将被非酶抗氧化剂和抗氧化酶平衡。近年来，从天然产物中提取的多糖或糖缀合物在体内和体外具有很强的抗氧化活性，引起了人们的极大兴趣。特别是在体外抗氧化系统方面，多糖被认为是有效的自由基清除剂、还原剂和亚铁螯合剂。氧化是生物生命活动的重要过程之一，氧化反应会引起机体的变化，诱导细胞无法维持其内环境的稳态平衡导致其损伤凋亡，从而对机体造成损伤。目前常用的天然抗氧化剂寥寥无几，大多为人工制造的，并且具有良好功能特性的往往伴随着不同程度的副作用。多项研究发现，植物中的天然产物如多糖、茶多酚等，具有安全、高效、绿色、健康的抗氧化及自由基清除作用。植物多糖因储存量丰富，抗氧化性广泛，已成为相关领域的研究热点。在药食同源品种中，有很多种多糖类化合物具有抗氧化活性，包括：山药多糖、山楂多糖、木瓜多糖、白扁豆多糖、薏苡仁多糖、决明子多糖、龙眼肉多糖、余甘子多糖、芡实多糖、昆布多糖、大枣多糖、金银花多糖、鱼腥草多糖、枸杞多糖、砂仁多糖、茯苓多糖、桑葚多糖、橘红多糖、桔梗多糖、莲子多糖、高良姜多糖、淡竹叶多糖、淡豆豉多糖、菊花多糖、菊苣多糖、黄芥子多糖、黄精多糖、葛根多糖、槐花多糖、蒲公英多糖、芦根多糖、藿香多糖、荜茇多糖、铁皮石斛多糖、西洋参多糖、黄芪多糖、灵芝多糖、天麻多糖、山茱萸

粗多糖等。

木瓜多糖是一类杂多糖，采用多种体外实验方法研究了其抗氧化活性和保湿活性。体外实验结果表明，木瓜多糖对超氧阴离子自由基、羟基自由基和 DPPH 均有明显的抑制作用；其还原能力也很强。数据还显示，与透明质酸和甘油相比，木瓜多糖具有较强的体外吸湿和保湿能力。木瓜多糖具有较强的自由基清除作用，原因可能与其总糖含量高、糖醛酸含量高、分子质量小有关。

茯苓多糖对宫颈癌荷瘤大鼠 40d 的氧化损伤有较强的抑制作用。用茯苓多糖处理可增加抗氧化酶活性和还原型谷胱甘肽的水平，这与茯苓多糖的体外自由基清除活性一致。这说明经分离纯化的茯苓多糖是一种具有清除自由基活性的天然抗氧化剂，且抗氧化性较强。虽然茯苓多糖的清除率明显低于维生素 C，但就整体而言，经过分离纯化后的茯苓多糖-2 组分 ABTS 自由基清除率得到一定程度的提升。

桑葚多糖的所有部分都表现出 DPPH 的浓度依赖性猝灭，各种样品的清除效果随着浓度的增加而增加。羟基自由基（OH·）是最具活性和毒性的氧化物之一，可诱发人体多种疾病，包括糖尿病。还研究了桑葚的多糖部分清除水杨酸钠产生的羟基自由基的情况，桑葚多糖对 $O_2^-·$ 和 OH· 均具有较强的还原能力，并且此还原能力与其浓度呈正相关，综合评价桑葚多糖有良好的抗氧化作用。桑葚多糖的作用机制与多糖分子上具有还原性的半缩醛羟基有关，其会与活性氧自由基发生氧化还原作用。OH· 可快速地获取多糖碳氢链上的氢原子结合成水，多糖的碳原子上则留下一个成单电子，成为碳自由基，进一步氧化形成过氧化自由基，最后分解成对机体无害的产物，可将激发能传递给多糖，使多糖处于激发态而本身回到基态。因此，桑葚多糖可作为清除人体系统内自由基的抗氧化剂。

在衰老模型小鼠体内试验中，生化法检测显示黄芪多糖组超氧化物歧化酶、过氧化氢酶和谷胱甘肽过氧化物酶的活力提高。与其他组相比黄芪多糖组活性氧和丙二醛水平明显降低。黄芪多糖组 IL-8 和 NF-κB p65 等的表达下调。黄芪多糖通过刺激超氧化物歧化酶产生同时抑制 EA. hy926 细胞中的脂质过氧化作用而起到抗氧化剂的作用。此外，本研究还证明黄芪多糖可延缓炎症反应。

枸杞多糖是枸杞子中最重要的功能成分之一，采用沸水煮法提取。分析表明，枸杞多糖中碳水化合物含量高达 97.54%，主要由 D-鼠李糖、D-木糖、D-阿拉伯糖、D-岩藻糖、D-葡萄糖和 D-半乳糖组成。枸杞多糖对 β-胡萝卜素-亚油酸模型体系具有明显的抑制作用，且呈浓度依赖性。此外，其对 DPPH 具有中浓度依赖性抑制作用。枸杞多糖具有明显的还原能力，清除超氧化物能力、抑制过氧化氢自由基介导的小鼠红细胞溶血作用以及螯合亚铁离子的能力，具有明显的多重抗氧化活性。

龙眼多糖的抗衰老机制可能与其清除 DPPH 有关。有学者研究发现龙眼壳、果肉、核中的多糖均具有一定的 DPPH 清除活性。将龙眼壳多糖通过凝胶过滤色谱法纯化，再用碘甲烷甲基化后发现随着多糖甲基化程度不断提高，龙眼壳多糖自由基清除活性降低。研究发现龙眼肉多糖表现出优异的羟基自由基和 DPPH 清除活性，并具有几乎完全的清除作用。采用超声波辅助提取的龙眼种子多糖体外 DPPH 自由基清除活性在一定浓度范围内呈现剂量依赖性。

（二）黄酮类

黄酮类化合物是一组广泛分布于植物界的次生代谢物，因其有趣的药用特性而得到认可。天然黄酮及其一些合成衍生物已被证明具有多种生物活性，包括抗氧化、抗炎、抗肿瘤、抗过敏、神经保护、心脏保护和抗菌。黄酮的抗氧化特性使其能够在氧化应激（即生物学状况）中作为预防和衰减剂应用，这与衰老过程和几种疾病密切相关。一些黄酮通过直接降低细胞内自由基（羟基自由基、超氧自由基和一氧化氮自由基）和/或反应性物质（例如过氧化氢、过氧亚硝酸盐）的水平来干扰不同的氧化应激相关事件，从而防止其扩增和随之而来的其他生物分子（如脂质、蛋白质和 DNA）的损害。黄酮还会阻碍产生自由基的中枢酶的活性，如黄嘌呤氧化酶和烟酰胺腺嘌呤二核苷酸磷酸酯氧化酶（NADPH-氧化酶）或诱导性一氧化氮合酶，甚至可以调节促氧化酶和/或抗氧化酶的细胞内水平。黄酮类化合物是良好的抗氧化剂，有些黄酮类的抗氧化能力甚至强于维生素 C 等抗氧化剂。另外，很多研究结果都提醒我们不同的单个黄酮类化合物似乎具有不同的抗氧化、抗癌等活性机制，不同黄酮之间的联用可能会形成协同或是拮抗作用机制。通过查阅大量文献整理得出，在药食同源的品种中能够发挥抗氧化作用的黄酮类化合物有：山药黄酮、山楂黄酮、马齿苋黄酮、木瓜总黄酮、丁香总黄酮、刀豆总黄酮、葛根素黄酮、白扁豆花黄酮、佛手黄酮、杏仁黄酮、沙棘黄酮、花椒黄酮、红小豆黄酮、青果黄酮、鱼腥草黄酮、枳椇子总黄酮、枸杞黄酮、香薷总黄酮、桑葚总黄酮、橘红黄酮、桔梗总黄酮、益智仁总黄酮、荷叶黄酮类、淡竹叶黄酮、淡豆豉总黄酮、菊花黄酮、黄芥子黄酮、葛根黄酮、槐米黄酮、蜂蜜黄酮、酸枣仁总黄酮、白茅根总黄酮、藿香叶黄酮、当归黄酮、党参茎叶总黄酮等。

研究表明，桑葚总黄酮的抗氧化能力与其质量浓度成正比，并且当其质量浓度增加时，提取物的抗氧化能力增强。有实验结果显示，桑葚总黄酮对 O_2^-·的清除率可达 12.84%，对 OH·的清除率可达 93.13%，对 DPPH 的清除率可达 90.07%，表明桑葚总黄酮具有良好的抗氧化活性。并且当桑葚总黄酮达到一定浓度时，经还原的 Fe^{2+} 的吸光度会增加，达到最大。这也表明桑葚总黄酮具有较强的还原能力。提取三种不同的黑桑葚提取物，分别检测血红蛋白糖酵解、过氧化作用对人红细胞的损伤，发现所有三种提取物均抑制血红蛋白人红细胞的糖酵解和溶血。研究结果还表明，黑桑葚有对生物膜和生物分子的保护作用。用黑桑葚制作的葡萄酒可作为天然抗氧化剂和着色剂。

采用液相色谱-质谱联用技术分离和生化分析荷叶复合提取物中的黄酮类化合物，共鉴定出三种荷叶黄酮，并且首次在荷叶中鉴定出槲皮素 2-O-鼠李糖吡喃糖基-(3→7)-吡喃葡萄糖苷、槲皮素 3-O-阿拉伯糖苷、地奥司美汀 1-O-己糖和异鼠李素 2-O-阿拉伯-吡喃糖基-吡喃葡萄糖苷。荷叶中的黄酮类化合物通过提高抗氧化酶活性，清除或减少氧自由基和脂质过氧化物而实现其抗氧化、抗衰老作用。预计通过一些轻微的修改，这种荷叶提取物将被证明有助于探索其在食品和制药行业中更重要的应用。

研究葛根黄酮的抗氧化和抗疲劳活性，通过其对羟基自由基和超氧阴离子自由基的清除作用研究了其体外抗氧化活性。通过小鼠负重游泳实验研究了葛根黄酮的体内抗疲劳活性。结果表明，葛根黄酮不仅具有体外抗氧化活性，而且具有体内抗疲劳活性。体外实验表明，葛根黄酮具有清除超氧阴离子自由基和羟基自由基的活性。体内实验结果表明，葛根黄酮能明显延长小鼠游泳时间，抑制小鼠游泳后血乳酸水平的升高，降低血清尿素氮和丙二醛含量，促进小鼠超氧化物歧化酶和谷胱甘肽过氧化物酶活性的升高。研究结果为开发葛根黄酮成为新型抗氧化、抗疲劳化合物提供了重要依据。

马齿苋黄酮类化合物具有清除自由基的抗氧化作用，且清除活性氧的能力在同等条件下要优于维生素 C、芦丁和 β-胡萝卜素，表现出较强的体外抗氧化活性。马齿苋黄酮体内抗氧化功能评价显示，其可显著降低偶氮二异丁脒盐酸盐诱导的斑马鱼仔鱼活性氧产生率、细胞死亡率和脂质过氧化生成率，表现出显著的抗氧化保护作用，且呈现剂量依赖效应。采用马齿苋黄酮进行体外抗氧化活性研究显示其具有一定的还原力，对 DPPH 和 OH· 具有较强的清除能力。这些结果表明，马齿苋黄酮具有较强的体内外抗氧化功能，可作为天然的抗氧化剂进行深度开发利用。

山药总黄酮对 DPPH 有着较强的清除能力，但总体清除能力不如维生素 C。山药总黄酮对 ABTS 自由基的清除能力与维生素 C 相当。山药黄酮类化合物能有效清除体内氧自由基，延缓细胞衰老，具有抗癌活性。因此，山药产品的开发和功能活性的研究具有很高的社会效益和经济效益。

（三）酚类

国内有关鱼腥草多酚抗氧化活性的研究很少，仅有几篇文献。鱼腥草多酚具有一定的清除 OH· 和 O_2^-· 的能力，且清除率与多酚浓度呈剂量效应关系，在实验范围内其对 OH· 和 O_2^-· 的清除率均低于同浓度的阳性对照品维生素 C。有实验研究表明，鱼腥草提取物具有清除 DPPH 的能力。花和叶的 DPPH 清除能力最强，根的 DPPH 清除能力略低于茎，约为叶和花的 1/2。总酚含量与 DPPH 清除能力之间也有很好的相关性。这表明酚类化合物在鱼腥草的抗氧化活性中起着重要作用。

余甘子富含天然产物多酚。余甘子多酚具有较强的清除自由基的抗氧化能力，对乙酰胆碱酯酶和丁酰胆碱酯酶具有较强的抑制作用。此外，余甘子多酚对秀丽隐杆线虫衰老有明显的保护作用，能提高秀丽隐杆线虫的耐热性，延长秀丽隐杆线虫寿命，降低乙酰胆碱酯酶、丁酰胆碱酯酶活性。与此同时，超氧化物歧化酶活性提高了，过氧化氢酶活性提高了，丙二醛含量降低了。实验研究发现余甘子多酚的 DPPH 清除率、羟基自由基清除率、自发性肝脂质氧化抑制率均明显高于茶多酚，可以作为抗氧化剂替代品用于食品的抗氧化，也可以进一步开发为功能性食品的添加物。余甘子多酚具有显著的抗氧化和抗衰老作用，可应用于食品和医药行业。

有研究将莲子外果皮中的多酚类物质分离为三个组分——F-Ⅰ、F-Ⅱ和F-Ⅲ。其中 F–Ⅰ中鉴定出矢车菊素–3–O–葡萄糖苷、原花青素三聚体和根皮苷，F–Ⅱ中鉴定出原飞燕草素二聚体 B、原花青素二聚体和槲皮素己糖苷异构体，而 F–Ⅲ中仅鉴定出原花青素二聚体。实验结果表明，莲子皮中的三种多酚组分均具有较强的活性（铁离子还原/抗氧化能力法），对 DPPH 和 ABTS 具有较强的清除能力。此外，F–Ⅲ的抗氧化活性最好。莲子皮多酚是一种很好的天然食品添加物，但莲子皮多酚在食品保鲜中的应用还有待进一步研究。莲子多酚对 OH· 具有一定的清除能力，对 $O_2^-·$ 的清除效果显著，在一定程度上能延缓猪油和花生油的氧化过程，具备一定的抗油脂自动氧化能力。氧自由基与机体衰老关系密切，说明莲子多酚可能具有抗衰老作用，但其清除自由基的能力随着含量的增加而下降。

昆布多酚能够清除 DPPH、OH·、$O_2^-·$，并且随着浓度的增加清除自由基的能力增强，由此可见，昆布多酚是一种潜在的抗氧化剂，可以考虑将昆布多酚作为一种外源自由基清除剂，将来自海藻的天然抗氧化剂作为代替食品加工中抗氧化剂成分的重要来源。

（四）挥发油

采用气相色谱法和质谱法分析了斯里兰卡锡兰肉桂叶的挥发性成分，结果表明：丁香酚（74.9%）、β–石竹烯（4.1%）、苯甲酸苄酯（3.0%）、芳樟醇（2.5%）、乙酸丁香酯（2.1%）和乙酸肉桂酯（1.8%）是其主要成分。肉桂叶精油在低于丁香酚、二丁基羟基甲苯和二丁基羟基茴香醚的浓度下表现出对 DPPH 的清除活性。肉桂精油对羟基自由基也有明显的抑制作用，并具有铁螯合剂的作用。在与标准品二丁基羟基甲苯相当的浓度下，肉桂叶精油可有效抑制共轭二烯的形成和脂质过氧化产生的次级产物。肉桂挥发油具有一定的抗氧化性，且其浓度与抗氧化活性基本呈现正相关。同时，肉桂不管是作为常用中药还是日常调味品，都在人们的生活中占据重要地位。研究肉桂挥发油的体外抗氧化活性对于深入探究其药用价值具有重要的科学意义。

由草果不同的部位提取出的精油通过实验证明均具有一定的抗氧化能力，其根精油对 DPPH 的清除能力最强，花精油对 ABTS 的清除能力最强，而茎叶精油对 Fe^{3+} 的还原能力最强。

研究检测肉豆蔻精油的总体抗氧化能力、清除超氧阴离子自由基的能力、清除羟基自由基的能力、抗亚油酸脂质过氧化能力和清除 DPPH 能力等。研究结果发现肉豆蔻精油具有良好的抗氧化能力，在一定浓度范围内肉豆蔻精油的抗氧化活性比合成的抗氧化剂二丁基羟基甲苯和没食子酸丙酯大。肉豆蔻精油对羟基自由基、DPPH 和超氧阴离子自由基具有清除能力，验证了肉豆蔻精油的抗氧化效果。

（五）其他成分

乌梅具有抗氧化作用，发挥作用的化合物主要是有机酸类组分。采用醇提法提取的乌梅提取物对 DPPH、ABTS 和超氧阴离子自由基的清除能力高于采用水提法提取的乌梅提取物。采用水提法提取的乌梅提取物可以减少葡聚糖硫酸钠诱导的溃疡性结肠炎小鼠结肠组织中活性氧的产生，改善氧化应激，从而减轻炎症的发展。从乌梅中提取出来的有机酸能够通过 Nrf2/ARE 信号通路来调控，从而抑制活性氧过量产生，起到保护心肌细胞免受损伤的作用。乌梅总有机酸还能够清除 DPPH，并认为乌梅的抗氧化能力与总有机酸关系密切。推测乌梅的抗氧化作用与总有机酸和乌梅熊草酸有关。

山楂果胶和山楂总有机酸通过增加抗氧化酶活性减少氧化产物生成抑制氧化应激损伤。山楂果胶在体外抗氧化试验中对 $O_2^-\cdot$ 和 $OH\cdot$ 也表现出显著的清除作用。

有研究发现西红花酸对次黄嘌呤/黄嘌呤氧化酶反应体系产生的 $O_2^-\cdot$ 具有清除作用；分离低密度脂蛋白，观察西红花酸对铜离子诱导的低密度脂蛋白氧化的影响，发现西红花酸能有效抑制铜离子诱导的低密度脂蛋白氧化修饰；大鼠灌胃给予西红花酸，观察西红花酸对血清总胆固醇及超氧化物歧化酶、谷胱甘肽过氧化物酶等抗氧化酶活性、血清氧化易感性的影响，实验结果显示西红花酸能显著提高大鼠血清超氧化物歧化酶、谷胱甘肽过氧化物酶等抗氧化酶活性，提高血清抗氧化能力。实验证明西红花酸具有良好的体内外抗氧化活性，能明显提高血清及低密度脂蛋白抗氧化能力，这可能是其抑制动脉粥样硬化的主要机制之一。

莱菔子水溶性生物碱具有抗氧化和保护内皮细胞的作用，将莱菔子水溶性生物碱作用于载脂蛋白 E（Apo E）基因敲除小鼠，发现其具有抗氧化作用，其作用机制可能与提高了 Apo E 基因敲除小鼠血清中一氧化氮含量和超氧化物歧化酶活性，并降低了丙二醛含量有关。

郁李仁多肽能够清除羟基自由基和超氧阴离子自由基，郁李仁多肽能够降低血清和肝脏中丙二醛含量，进而证明郁李仁中蛋白质类成分具有抗氧化作用。

有文献报道从白果仁中分离出熊果酸、银杏黄素、异银杏黄素等 19 种化合物，对比白果的水提和醇提两种提取物，结果发现醇提物的抗氧化能力略低于水提取物。白果酸主要存在于白果外种皮中，在白果果仁、内种皮中都有分布。对白果酸的抗氧化能力进行实验，结果发现白果酸对羟基自由基和超氧阴离子自由基均有较强清除能力。白果蛋白对超氧阴离子自由基、羟基自由基、DPPH 清除能力在一定浓度下随着浓度的升高而逐渐增强。以维生素 C 为阳性对照显示，白果蛋白对 DPPH 和超氧阴离子自由基的清除能力较强，对羟基自由基清除能力较弱。

第二节　能够改善皮肤状态的药食同源品种

一、皮肤的结构及影响皮肤状态的因素

皮肤是人体最大的器官之一，约占体重的 16%，成人皮肤面积为 $1.2\sim2.0m^2$。皮肤

作为覆盖人体表面的最大器官，具有维护人体健康与美丽的重要功能。

（一）皮肤的结构

皮肤分为表皮、真皮及皮下组织三部分，如图7-2所示。

1. 表皮

表皮在组织学上属于复层扁平上皮，主要由角质形成细胞、黑素细胞、朗格汉斯细胞和梅克尔细胞组成。其中角质形成细胞根据分化阶段和特点分为5层，由深至浅分别为基底层、棘层、颗粒层、透明层和角质层。

正常情况下约30%的基底层细胞处于核分裂期，新生的角质形成细胞有次序地逐渐向上移动，由基底层移行至颗

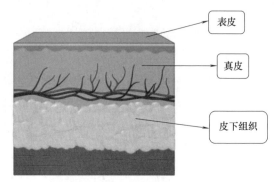

图7-2 皮肤的结构

粒层约需14d，再移行至角质层表面并脱落又需14d，共约28d，称为表皮通过时间或更替时间。

2. 真皮

真皮由中胚层分化而来，由浅至深可分为乳头层和网状层。真皮在组织学上属于不规则的致密结缔组织，由纤维（包括胶原纤维、网状纤维、弹力纤维）、基质和细胞成分组成，其中以纤维成分为主，纤维之间有少量基质和细胞成分。

3. 皮下组织

皮下组织位于真皮下方，其下与肌膜等组织相连，由疏松结缔组织及脂肪小叶组成，又称皮下脂肪层。皮下组织含有血管、淋巴管、神经、小汗腺和顶泌汗腺等。

（二）皮肤的功能

皮肤的功能见图7-3。皮肤有一定的弹性，可以抵抗外力的冲击和挤压。皮肤的结构对电流、光线等物理作用的损伤，也具有一定的防护作用。皮肤表面呈弱酸性，它对酸和碱有一定的缓冲能力。表皮致密的结构对生物性的损伤具有防护作用。此外，皮肤的角质层具有半透膜的性质，它可以防止体内营养物质和电解质的丢失。

（1）皮肤可以通过角质层、毛囊皮脂腺和汗管吸收物质，具有吸收功能。

（2）皮肤可以感受冷觉、温觉、痛觉、瘙痒、触觉等感觉。

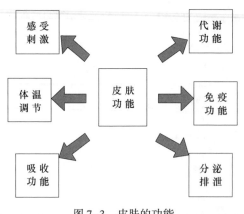

图7-3 皮肤的功能

（3）皮肤的小汗腺、大汗腺、皮脂腺等附属器，都具有分泌和排泄的作用。

（4）皮肤可以通过温度感受器向中枢传送环境温度的信息，又可以作为体温的效应器，对体温进行调节。

（5）皮肤参与糖、蛋白质、脂类、水、电解质以及黑色素的代谢。

（6）皮肤还具有重要的免疫功能。

（三）影响皮肤状态的不利因素

皮肤老化由多因素导致，受到年龄、健康、精神、营养等因素影响，主要由遗传因素决定，不利因素使皮肤对机体的防护能力、调节能力减退，出现颜色、色泽、形态、质感等外观上的改变。

1. 主要不利因素

（1）年龄因素　皮肤老化一般从 25 岁左右开始，在不知不觉中发展，是唯一不可避免的因素，其余诸因素均可改变。

（2）健康因素　若患有肾病、肝病、妇科病等慢性消耗性疾病时，皮肤易老化。

（3）精神因素　用脑过度、思虑过多、心情烦闷易导致皮肤老化。

（4）营养因素　由于咀嚼不良和胃肠功能衰弱、营养失衡，或饮食中缺乏蛋白质和各种维生素时，皮肤易老化。

（5）生活习惯　熬夜、过劳及抽烟均可加速皮肤衰老。

（6）环境因素　长期阳光暴晒、风吹雨淋或海水侵蚀，皮肤易老化。

（7）内分泌因素　妇女绝经后，雌激素分泌减少，内分泌紊乱，会影响皮肤的充实度和弹性。

（8）自身因素　皮肤保养不当。

（9）药物因素　不恰当地使用药物、化妆品易使皮肤老化。

（10）遗传因素　由于遗传基因的差别，导致了不同性别、不同种族人群皮肤老化快慢及程度上有所差别。

2. 诱发因素

（1）日晒　阳光中的紫外线可引起胶原纤维和弹性纤维的改变，加速皮肤老化。

（2）吸烟　烟草提取物可抑制胶原合成，使皮肤弹力纤维变性、血液循环出现障碍等可导致皮肤张力下降，易产生皱纹。

（3）环境污染　环境中化学毒物的增加、污染引起臭氧层浓度降低，使皮肤自身修复能力减弱。

（4）生活压力　压力能通过多种方式影响皮肤状态。

（四）皮肤状态改变引发的疾病

1. 痤疮

痤疮俗称青春痘或粉刺，是常见的慢性炎症性毛囊皮脂腺疾病，多发于面部及胸背部, 青春期发病率最高。严重的聚合性或囊肿性痤疮可能留下瘢痕, 给患者心理和社交带来负面影响。痤疮是一种多病因疾病, 主要与雄性激素分泌异常、皮脂分泌过多、毛囊上皮角化亢进、致痤疮菌生长增殖等因素有关。

致痤疮菌主要包括痤疮丙酸杆菌、表皮葡萄球菌、金黄色葡萄球菌等, 痤疮丙酸杆菌的分离率最高。目前, 用于痤疮治疗的药物分为维生素 A 酸类和抗生素类, 主要通过抑制致痤疮菌生长甚至杀灭细菌而发挥作用。但维生素 A 酸类有刺激性及潜在的致畸风险, 抗生素则易产生耐药性的问题, 因此, 寻找新的治疗药物, 尤其是在天然产物中寻找安全性好、不易耐药的抗痤疮药物具有重要的现实意义。

2. 黄褐斑

黄褐斑属于后天获得性色素沉着皮肤病, 皮损多呈对称性不规则形状, 发病部位多为颧颊, 女性患者为主。黄褐斑临床上易诊断, 病情反复发作, 较难根治。中医病因主要包括肝郁气滞、肝肾不足、脾胃虚弱、气滞血瘀, 治疗上以疏肝健脾理气、补肾、活血化瘀为主, 并贯穿治疗始终。西医发病机制复杂, 主要影响因素包括性别、年龄、性格、婚姻状况、职业和生活压力等。

（五）改善皮肤状态的方法

想要改善皮肤状态, 可采用避免日晒、适度清洁、加强保湿、调整饮食及生活规律等方法。强烈日晒后皮肤发红肿胀, 并有灼热感和刺痛感, 甚至出现水疱、大疱, 这在医学上被称为"晒伤", 而长期户外运动或工作后出现的皮肤变黑、皱纹加深在医学上称为"光老化", 这些情况都可通过涂抹防晒霜或穿戴防晒衣帽预防。

清洁皮肤对皮肤保养十分重要, 但要注意不能过度清洁。干性皮肤或敏感皮肤不用磨砂膏, 否则容易导致面部发红、皮肤发干紧绷, 甚至会出现灼热刺痛。洁面后涂抹具有保湿作用的护肤品。还应该注意多吃一些新鲜的水果及蔬菜, 多喝水, 多吃低糖低脂食物, 保证充足的睡眠, 不要熬夜。

二、能够改善皮肤状态的药食同源品种

目前能够改善皮肤状态的药食同源品种共有 43 种, 分别是马齿苋、乌梅、木瓜、火麻仁、代代花、玉竹、甘草、白芷、莱菔子、高良姜、菊花、紫苏、黑芝麻、蒲公英、蜂蜜、薏苡仁、覆盆子、藿香、姜黄、铁皮石斛、灵芝、百合、肉桂、余甘子、佛手、杏仁、沙棘、花椒、红小豆、阿胶、昆布、罗汉果、当归、金银花、青果、鱼腥草、生姜、枸杞子、栀子、茯苓、桑叶、橘红、桔梗。

这 43 种已知的能够改善皮肤状态的药食同源品种大部分发挥药效作用的成分和机制不明确, 因此研究改善皮肤状态的药食同源品种中的功效成分具有现实意义。

马齿苋含有丰富的矿物质、果胶质、维生素 E、维生素 C、膳食纤维等营养元素, 其中维生素 E 和维生素 C 是抗氧化剂, 有抗衰老、抗氧化、消除色斑等功效。马齿苋

中维生素 E 的含量非常高，可以达到菠菜的 5 倍。维生素 C 是一种营养性抗氧化剂，可以增强大量过氧化酶的活力，具有显著的抗氧化能力，能够抑制甚至消除自由基和过氧化脂质对机体的损伤，抑制并延缓衰老，同时起到美肤的作用。《本草纲目》中有记载，马齿苋"能肥肠，令人不思食"，意思是指马齿苋中含有丰富的膳食纤维和果胶等，能促进肠胃蠕动，清除体内垃圾物质，对皮肤有改善作用。

从木瓜中提取有效成分，得到的提取液能够提高皮肤清除氧自由基的能力，阻碍脂质过氧化物对细胞结构和功能的损伤，阻碍因皮肤角质化而出现真性皱纹或假性皱纹，抑制皮肤蛋白因交联聚合导致的变性和破坏，减少细胞间质胶原纤维交联增多，使老年小鼠皮肤不因胶原蛋白含量减少和乳铁蛋白的含量增加而出现退行性改变，可维持皮肤正常的形态、结构和功能，延缓衰老。

在特定的时间、温度和压力下制得余甘子粗提物，其可显著地减少黑斑、低聚鞣质酸、氧化物的生成。将得到的余甘子的水提液在特定压力、温度和时间内进行干燥，获取余甘子提取物粉末；采用水悬浮法将粗提物进行处理，将水不溶性成分分离，得到水溶性产物。将水溶性产物再进行干燥，这样提取出的精制的提取物粉末，至少含 70% 的生物活性成分（低分子质量水解鞣质），可以有效地减少黑斑的生成，可以制作成药物片剂、颗粒剂、酊剂和糖浆等。另外，本品还可用于皮肤和头发的个人清洁用品，或当作化妆品，提高皮肤的亮泽度，改善肌肤，延缓皮肤老化，还可防晒。

花椒精油可抑制紫外线辐射所致的小鼠皮肤光老化，并具有一定的剂量效应关系。其可以阻碍紫外线辐射导致的皮肤表皮增厚和炎症细胞浸润，抑制基质金属蛋白酶表达，保护抗氧化酶活性。实验研究发现花椒精油对三种主要的致痤疮菌——金黄色葡萄球菌、痤疮丙酸杆菌、表皮葡萄球菌都有明显的抑菌作用，而且其抑菌效果高于花椒水提物。研究发现花椒精油可增加受试菌胞壁通透性，进而促使细胞内 DNA、Mg^{2+}、碱性磷酸酶及 K^+ 等 260nm 吸光性物质渗出，从而影响细菌的生长代谢，导致细菌不能正常生长繁殖，起到抑菌作用。

宁夏枸杞富含胡萝卜素、维生素 A、钙、铁等营养成分，可活化肌肤细胞，促进细胞新陈代谢，改善肌肤保水性，保持肌肤饱满、光滑、细腻。枸杞子通过加快新陈代谢，提高细胞抗氧化能力来维持皮肤的水油平衡和营养平衡。

有一些临床证据表明，口服和局部使用姜黄或姜黄素制剂可治疗各种皮肤疾病并对总体皮肤健康有益处。虽然它已经在世界上许多地方被用于治疗皮肤病达几个世纪之久，但功效尚未得到证实。如果姜黄中的活性成分被证明对皮肤健康有临床意义上的好处，皮肤科医生可以考虑为患者提供这种天然的补救措施，改善某些皮肤疾病和整体皮肤健康。

灵芝当中含有各类氨基酸和大量的锗，而锗为稀有元素，能够大大增强人体血液的吸氧能力，从而达到增强新陈代谢的作用，增强皮肤自我修复能力，有一定延缓衰老的功效。此外，灵芝中还含有脂肪酸、常量及微量元素、维生素 C、维生素 E、胡萝卜素，以及生物活性多糖等，有利于维持人体的健康、缓解细胞衰老和机体氧化。

　　通过体外化学实验发现市售灵芝多糖具有总还原能力，清除 DPPH、羟基自由基的能力，且均呈浓度依赖性。在动物实验中，小鼠皮肤涂抹灵芝多糖乳液后可以增强皮肤超氧化物歧化酶活力，提高胶原蛋白的羟脯氨酸含量，同时能够降低丙二醛含量，实现抗皮肤衰老的功效。

参考文献

［1］ 包斌，唐晓阳，田宏，等. 管花肉苁蓉提取物的抗氧化活性研究［J］. 上海中医药杂志，2010，44（02）：68-71.

［2］ 陈庆. 茯苓质量控制及药理学研究进展［J］. 亚太传统医药，2020，16（08）：154-157.

［3］ 邓佩佩，谢新宇，王晶珂，等. 枸杞多糖的研究现状［J］. 化学与生物工程，2018，35（04）：7-11，15.

［4］ 邓婷，谢林江，徐颖，等. 山楂抗氧化活性成分及作用机制研究进展［J］. 保鲜与加工，2020，20（05）：231-236.

［5］ 郭曼萍，赵俊男，施伟丽，等. 枸杞延缓衰老的研究进展［J］. 中医药导报，2019，25（12）：124-128.

［6］ 郭娜，李箫乐，王香爱. 花椒精油的提取及应用研究［J］. 现代食品，2020，2：146-149.

［7］ 李振香，王占江，王寒月，等. 植物多糖抗衰老功能研究进展［J］. 食品安全质量检测学报，2021，12（15）：6118-6124.

［8］ 刘梦，林强. 桑葚多糖的研究进展［J］. 北京联合大学学报，2016，30（04）：63-66.

［9］ 刘文全，罗怡，朱守虎，等. 山药总黄酮的提取及抗氧化活性研究［J］. 农产品加工，2021，（12）：9-12，15.

［10］ 刘颖，张金莲，邓亚羚，等. 黄芪多糖提取、分离纯化及其药理作用研究进展［J］. 中华中医药杂志，2021，36（10）：6035-6038.

［11］ 潘妍，贾红亮，齐彬，等. 生姜中姜黄素提取及抗氧化活性［J］. 特种经济动植物，2022，25（03）：6-9.

［12］ 沈凤俊，叶淑红. 银杏白果蛋白的提取及抗氧化性研究［C］. 2018，02：457-458.

［13］ 石磊. 西红花酸体内外抗氧化作用的研究［J］. 中国医药指南，2012，15：118-120.

［14］ 史建鑫. 昆布多酚提取、抗氧化与抑菌活性的研究［D］. 南昌：南昌大学，2017.

［15］ 田成旺. 余甘子粗提物用作皮肤营养剂和药物抑制黑斑形成［J］. 国外医药（植物药分册），2006，05：224.

［16］ 王杰，王瑞芳，王园，等. 响应面优化马齿苋黄酮水提工艺及其抗氧化活性评价［J］. 食品与发酵工业，2020，46（19）：197-204.

［17］ 王丽萍，崔雅欣，徐佳，等. 余甘子对秀丽隐杆线虫的抗衰老作用［J］. 吉林大学学报（理学版），2018，56（03）：738-742.

［18］ 吴敏. 余甘子多酚的提取工艺优化、抗氧化、抗衰老活性及其作用机理研究［D］. 雅安：四川农业大学，2022.

[19] 叶晓楠, 曾慧慧, 刘思琦, 等. 酸枣提取物的抗氧化及抗衰老作用 [J]. 食品工业科技, 2022, 43 (09): 389-395.

[20] 翟兴礼. 马齿苋的功能及利用 [J]. 农业与技术, 2015, 35 (10): 255-256.

[21] 张萌, 李潭, 林韬, 等. 姜黄素抗衰老作用及分子机制研究新进展 [J]. 中国医药导报, 2020, 17 (28): 40-43.

[22] 郑心怡, 马国. 抗衰老中药的研究进展 [J]. 药学研究, 2021, 40 (06): 386-391.

[23] Catarino M, Alves-Silva J, RPereira O, et al. Antioxidant capacities of flavones and benefits in oxidative-stress related diseases [J]. Current Topics in Medicinal Chemistry, 2015, 15 (02): 105-119.

[24] Chen C, You L J, Abbasi A M, et al. Characterization of polysaccharide fractions in mulberry fruit and assessment of their antioxidant and hypogl-ycemic activities in vitro [J]. Food & function, 2016, 7 (01): 530-539.

[25] Jiang G X, Wen L G, Feng C, et al. Structural characteristics and antioxidant activities of polysaccharides from longan seed [J]. Carbohydrate Polymers, 2013, 92: 758-764.

[26] López-Mata M A, Ruiz-Cruz S, Silva-Beltrán N P, et al. Physicochemical and antioxidant properties of chitosan films incorporated with cinnamon oil [J]. International Journal of Polymer Science, 2015, 01: 1687-9422.

[27] Ma Z. Huang Y. Huang W, et al. Separation, identification, and antioxidant activity of polyphenols from lotus seed epicarp [J]. Molecules, 2019, 24: 4007.

[28] Meng H, Liu X K, Li J R, et al. Bibliometric analysis of the effects of ginseng on skin [J]. Journal of Cosmetic Dermatology, 2022, 21 (1): 99-107.

[29] Saw C L L, Yang A Y, Cheng D C, et al. Pharmacodynamics of ginsenosides: antioxidant activities, activation of Nrf2, and potential synergistic effects of combinations [J]. Chemical Research in Toxicology, 2012, 25 (8): 1574-1580.

[30] Xiaoming W, Ling L, Jinghang Z. Antioxidant and anti-fatigue activities of flavonoids from puerariae radix [J]. African Journal of Traditional Complementary and Alternative Medicines, 2012, 9 (2): 221-227.

[31] Zhang Z S, Wang X M, Han Z P, et al. Purification, antioxidant and moist-urepreserving activities of polysaccharides from papaya [J]. Carbohydrate Polymers, 2012, 87 (3): 2332-2337.

[32] Zhu M Z, Wu W, Jiao L L, et al. Analysis of flavonoids in lotus (*Nelumbo nucifera*) leaves and their antioxidant activity using macroporous resin chromatography coupled with LC-MS/MS and antioxidant biochemical assays [J]. Molecules, 2015, 20 (6): 10553-10565.

第八章

药食同源资源的开发利用

第一节　药食同源资源的发展前景及开发中存在的问题

药食同源物质是在国家现有的中药材标准类别中，经过食品安全风险评估，认为长期服用对人体无害的动物和植物的可食用部分。药食同源是我国人民在生产实践中认识药物和食物并对两者关系的概括，具体指药物和食物都来源于自然界，在中医药理论指导下应用于实践。

一、药食同源资源的发展前景

药食同源是我国中医药学理论重要的一部分，在我国有着悠久的历史，是中国人民智慧的结晶。药食同源的资源不仅在制药产业中有应用，而且也被保健食品行业大量应用，其相关的企业也是我们国家发展进程中不可或缺的部分。我国通过发展药食同源产业，进而扩大药食同源资源对社会以及全人类的影响。

中药是中华民族的瑰宝。一些地区集中资源培育绿色产品、大健康产业，政府部门对养生文化和中医治未病等相关知识的普及，均使得药食同源文化受到了更多人群的关注。近年来，我国深化与世界卫生组织、国际药监组织、国际药典专家委员会等组织的交流合作，推动中医药标准国际化，在国内外中医药领域形成了较大的宣传效果，药食同源产品也因此受到了世界各国的关注，越来越多的人开始重视以食疗来实现自身的营养保健。我国将中医药发展列入国家整体发展规划当中，其中药食同源产业的发展会对中医药产业起到重要的影响作用，也为其后续的产品产业化水平提升奠定了良好基础。

二、药食同源资源开发中存在的问题

（一）药食同源资源开发现状

1. 大健康产品

保健品是目前药食同源资源最主要的研究与开发方向。中药保健品是指在中医药理论指导下，以药食同源资源为原料，采用现代科学加工技术制成的产品，包括保健用品和功能性食品两类。保健用品是一类用于机体保健的外用产品，如保健内衣、足浴包、香包等，其主要的作用原理是将药食同源资源中的药效成分附着在织物之中，从而达到养生保健的目的。目前主要的技术是微胶囊技术，即将一种或多种中药资源的活性成分包裹在微粒子胶囊中，再固着在纺织物的纤维里。

功能性食品在大健康产业中一直占有较大的市场份额。近年来，中国功能性食品行业在监管规范、审批效率等方面取得了显著进展，相关产品获批数量呈现出快速增长的趋势。根据国家市场监督管理总局的数据显示，截至 2023 年年底，我国国产功能性食品注册产品获批数量达到 789 个，较去年同期增长了 120.39%，创下历史新高。而在 2024 年第一季度，共有 153 个功能性食品产品获得注册文号，这些产品全部为国产。在 2023 年，中国共有 4016 个功能性食品成功备案，较前一年增长了 19.35%。备案数量最多的省份依次为山东、安徽和广东，分别备案了 1108 个、673 个和 371 个功能性食品产品。这些功能性食品对人体的功效非常广泛，根据功效不同划分种类，增强免疫力、缓解疲劳类数量最多，其次是降"三高"类。依据国家市场监督管理总局网站特殊食品信息查询平台检索结果，我国现已获批准注册的功能性食品中，最常用的 20 种药食同源品种有枸杞子、西洋参、黄芪等。

2. 日化产品

国际上化妆品的研发倡导绿色天然、环保安全以及追求其功效。中草药提取物具有作用温和、刺激性小和安全性高等特点，特别是其中的药食同源品种，具有良好的美白保湿、防晒、防衰老等效果，因此，药食同源品种被广泛使用在护肤品中。目前市面上的主要产品形式包括洗面奶、保湿霜、面膜、爽肤水等。

3. 天然食品添加剂

天然提取物是现今全球食品添加剂研究与开发的热点，主要包括天然香辛料、天然色素、天然甜味剂。在药食同源资源当中许多都可直接用作香辛料。同时，这些品种的提取物也被允许添加在食品当中，常用的有精油的形式等。

目前从动物和微生物中提取的色素种类较少，最主要的来源还是从植物中提取。药食同源资源中的栀子、沙棘、黑芝麻、桑葚、枸杞子、紫苏等均可提取出天然食用色素。如从栀子中提取的黄色素用于豆腐的染色，黄色素经过发酵处理后得到蓝色素，同样也可用作食品着色剂。

从药食同源资源中提取的甘草甜素、罗汉果苷、紫苏醛等是目前较受欢迎的天然非糖甜味剂。紫苏醛本身并不是直接作为甜味剂使用的，但它可以作为合成其他甜味剂的前体，在某些情况下，紫苏醛可以经过化学转化，生成具有甜味的化合物。这些天然甜味剂具有甜度高、热量低且具有独特营养价值的特点，成为取代传统糖类的最佳替代品。甘草甜素除了甜度比蔗糖高以外，还具有持续时间长、可与其他甜味剂混合使用、改善食品风味等特点。

（二）药食同源资源开发存在的问题

1. 低水平重复开发

在药食同源资源研发产品中普遍存在着原料重复、功效重复和剂型重复等低水平利用开发的问题。原料选择主要是一些常见的或者广为报道的资源，如枸杞子、西洋参等。近年来开发的产品，主要的功效也多围绕免疫力调节、抗疲劳和辅助降"三高"等方面。2020 年审批注册的功能性食品中，公布保健功能的有 660 款，当中有 610 款只具有单种功能，其中增强免疫力类产品最多，有 369 款，占 610 款产品的 60.49%。目前的功能性食品采用的剂型主要为胶囊、口服液、片剂等，以 2020 年为例，在获批的 715 款产品中，胶囊类注册数量最多，为 218 款，占总量的 30.49%。由于这些剂型为药品服用形态，让人有服用药物的感觉，从而未能很好地契合消费者的服用心理。

2. 缺乏中医药特色与优势

目前市场上的药食同源健康产品大多以矿物质、氨基酸、维生素为主，在加工工艺上停留在原料的简单提取上。而以中医药理论为指导，以传统中医药选方配伍为基础的保健品种类不多，缺乏从中医养生古方中挖掘功能性食品的创新品种。在功能性食品的开发方面，没有利用好中医药的特色与传统优势，缺少"整体系统"之道、"辨证施膳"之本、"平衡调理"之要、"扶正祛邪"之法、"食药同理"之术。

3. 产品质量不稳定

药食同源资源多来源于自然界的生物有机体，因此，其质量常受到生物遗传物质基础差异和不同外界环境因子等的影响。除此之外，药食同源资源的制备过程是对中药化学物质群的重新获取，产地加工和储存、炮制、提取纯化、制剂成型等，也是影响中药质量的重要因素。同时，原料、中间体和成品还缺乏完善的标准体系，易造成产品质量不稳定。如药食同源资源开发的功能性食品的成分较为复杂，种类较多，其原料质量不同，同时已存在的质量标准不清楚且缺乏统一性，导致药食同源功能性食品的市场混乱，制约了其开发。

当前产品质量检测也存在许多问题。首先是检测标准，如产品的检测中常以多糖、总黄酮、多酚含量作为检测标准，但当部分产品的多糖含量不够时，不良商家就通过添加糊精来增加多糖含量，以求达到规定标准。又比如我国对银杏叶中提取物仅规定测定总黄酮含量，但没有规定检测的具体的黄酮类成分。现阶段对产品掺伪成分的检测也不够深入，特别是减肥、治疗便秘和糖尿病类的产品，对不在配方表中的常规药品成分缺乏检测。标准中对安全性的检查指标较少，无法控制产品原料带来的安全性问题。

目前采用的 GB 16740—2014《食品安全国家标准　保健食品》规定了重金属中铅、砷、汞的含量标准为"铅含量≤2.0mg/kg；总砷含量≤1.0mg/kg；总汞含量≤0.3mg/kg"。对真菌毒素的限量规定为"符合 GB 2761—2017《食品安全国家标准　食品中真菌毒素限量》中相应类属食品的规定和（或）有关规定"。微生物限量规定为"应符合 GB 29921—2021《食品安全国家标准　预包装食品中致病菌限量》中相应类属食品和相应类属食品的食品安全国家标准的规定，无相应类属食品规定的应符合如下要求：大肠菌群数≤0.92MPN/g；霉菌和酵母菌≤50CFU/g，金黄色葡萄球菌限度为0/25g，沙门氏菌限度为0/25g。除上述检查指标外，原料中铜、镉及有害元素检测、黄曲霉毒素检测等在国家标准中还没有相关规定。

其次是检测技术不全面。一般采用紫外分光光度法测定总成分，但此方法不能够得到具体的成分组成，易导致采用低价成分进行非法添加和代替。同时测定指标比较单一，未将质控性评价和功能性评价进行明确区分，导致药食同源产品和中药类功能性食品评价指标相类似，也是影响药食同源产品质量的主要因素。因为没有办法通过单一的指标反映出整个产品的功能，导致防伪性较差，如红景天提取物的检测指标只是红景天苷，但这个指标并不能确定红景天的存在，同样导致非法添加和代替。

违规行为案例：2015年5月9日至11日，国家食品药品监督管理总局与广西壮族自治区食品药品监督管理局联合开展了对桂林兴达药业有限公司的飞行检查。检查结果显示，该公司存在多项违规行为，包括擅自改变银杏叶提取物的生产工艺，将提取方法从烯醇提取改为3%盐酸提取；将非法银杏叶提取物用于银杏叶片的生产和销售；私自更换购进的银杏叶提取物标签后销售给其他药品生产企业；伪造批生产记录和物料管理记录。

4. 原料存在风险

随着人们对中医的认可，社会对传统草药的需求也逐渐增多。随着现代化技术的不断发展，植物的种植方式也得到了飞速的提升，多使用化肥、农药等化学品，虽然这些处理方式可以提高产量，并且可以保证植物的健康发育，但同时也会带来农药和重金属的残留。不少研究都表明大部分药用植物都曾检测到有农残。2017年，国家食品药品监督管理总局通报了33批中药饮片不合格，涉及菊花等品种，不合格项目包括含量和性状。此外，还有12批中药饮片被通报不合格，涉及白术（麸炒白术）和远志（制远志）等品种，不合格原因包括二氧化硫残留量超标、色度不符以及黄曲霉毒素的存在。有研究表明，在药用植物的根茎中农残的检出率最高，重金属在果实和种子类药材中检出率最高，全草类药材的重金属超标率最高。

（三）药食同源资源开发对策

1. 构建药食同源资源全值化利用产业链

在药食同源资源的开发利用过程中，研究构建全值化开发利用产业链，可改变低水平重复开发的现状，增加产品种类、提升产品质量和降低能耗，这对提升我国药食同源资源的开发利用水平具有重要的意义。在药食同源资源的开发利用过程中应当充分把握上、中、下三游的紧密联系，形成涵盖初加工、精加工和深加工不同层次的工业体系。

同时，在产品的研发上应当符合当前第五代功能性食品的"好看，好吃，好用"原则，专注于以传统养生理念为基础，研发适应现代人生活习惯的健康食品。可以以普通食品（饮料、饼干和果冻等）为主要形态，以药食同源资源为主要原料，开发出一系列功能化的"药食同源"零食，如免疫零食、美容零食以及功能饮料，让消费者在身心愉悦食用的同时，还起到保健的作用。

除此之外，产品的研发还应当基于市场需求。例如，当下慢性压力已经成为全球性问题，长期的慢性压力会影响到人们的情绪、睡眠和工作状态，并最终影响人们的整体健康，市场上定位于睡眠和放松的新产品数量也出现了显著增长。最近两年，适应原草药的概念已经逐渐被人们所认知，它是一类可以帮助身体适应生理和心理压力，能够很好地调节压力和免疫力两者之间联系的中草药。从目前缓压和助眠产品类需求量不断增加的市场行情来看，适应原草药比较契合当下的市场趋势。因此，以市场为导向，扩大开发以适应原草药为代表的一系列新资源、新方向应用产品十分必要。

2. 结合中医食疗和现代科学理论

人们对帮助提高免疫力相关产品也十分关注。中医药对防病养生有着独特的优势，注重通过扶养正气以达到祛邪目的，如通过益卫气、补元气、养血气来加强机体的抵抗力。这种理念就推动着药食同源资源在免疫健康产品中的创新，使得以食品和饮料为形态的免疫产品陆续出现在市场上，如以饼干、巧克力、麦片或棒状食品等形态出现的帮助提高免疫力产品。消费者有足够的机会买到免疫零食和即饮饮料。同样如焦虑、失眠等健康问题，此类药食同源产品的开发空间也很大。

除中医药理论外，还可结合生理学、生物化学、营养学中的现代生命科学理论，从微观的角度来深入地阐述"食疗"配方的具体功能及其作用机制，从而实现营养定制，达到"精准食疗"目的。同时，还可建立合适的评价体系，提高研究水平，使产品能够进入国际市场。

3. 优化质量检测方法

针对药食同源资源产品的不稳定，笔者认为在原料环节，应当大力推进中药材规范化栽培，从而生产出质量稳定的原料。同时，加工过程中，以从药食同源植物中提取功效佳、含量高的有效成分作为中间体，有利于产品标准的制定。除此之外，产品标准的制定，还可参考国际上一些先进的成果，汲取一些成功的经验。综合多种技术方法构建一套科学的国际化质量标准评价体系来保证产品质量的稳定，利于产品进入国际市场。

当前，药食同源产品质量检测围绕在卫生学检测、稳定性检测、功效或标志性成分试验和安全性评价试验4个方面。在产品质量检测时，应当少采用紫外分光光度计法，而尽量使用高效液相色谱法检测其中具体的单体成分。同时，可采用液相色谱-串联质谱法、高效液相色谱-二极管阵列检测器、离子迁移谱技术等新型检测技术来检测产品当中的非法添加成分，例如减肥类产品中可测定西布曲明、大黄素、番泻苷等，从而保证产品的安全性。

三、药食同源产品发展展望

1. 药食同源产品的监管现状

国家相关部门陆续出台了许多关于药食同源产品的政策，见表8-1。国家通过对药食同源产品颁布各项法律法规，以及对其产业制订标准规范，为中医药事业的发展创造了良好发展环境，使药食同源产品在科技化、数字化的时代迅速发展。

表 8-1　　　　　　　　　　我国药食同源产品相关政策

时间	政策	内容
2002 年	《关于进一步规范保健食品原料管理的通知》	对药食同源物品、可用于保健食品的物品和保健食品禁用物品做出具体规定
2009 年	《中华人民共和国食品安全法》	第三十八条规定"生产经营的食品中不得添加药品，但是可以添加按照传统既是食品又是中药材的物质"
2013 年	《关于促进健康服务业发展的若干意见》	加强药食同源中药材的种植及产品研发与应用，开发适合当地环境和生活习惯的保健养生产品
2016 年	《"健康中国 2030"规划纲要》	充分发挥中医药独特优势，提高中医药服务能力，发展中医养生保健治未病服务，推进中医药继承创新
2016 年	《关于进一步促进农产品加工业发展的意见》	重点支持果品、蔬菜、茶叶、菌类和中药材等营养功能成分的提取技术研究，开发营养均衡、养生保健、食药同源的加工食品
2016 年	《关于深入推进农业供给侧结构性改革　加快培育农业农村发展新动能的若干意见》	加强新食品原料、药食同源食品的开发和应用
2017 年	《国民营养计划(2017—2030 年)》	要大力发展传统食养服务，并要进一步完善我国既是食品又是中药材的物质名单。要深入调研，筛选一批具有一定使用历史和实证依据的传统食材和配伍，对其养生作用进行实证研究，建设养生食材数据库和信息化共享平台
2021 年	《按照传统既是食品又是中药材的物质目录管理规定》	对食药物质定义范围进行明确规定，并对药食同源物质安全性评价程序和要求以及风险检测和动态管理进行了规范

2. 药食同源产业的发展展望

我国有世界上最丰富的食材资源，有食疗食补养生的传统文化，对药食同源产品的市场需求很大，完全可以开发出很多种附加值高的健康产品，形成一个新兴大产业。发展药食同源产业，要遵循"五要六必须"：①必须将增进人民健康作为根本出发点和落脚点，将人们对营养、健康、绿色的追求放在首位；②要探索广度，必须以国际科技前沿、国家重大需求、现代经济建设为主战场，同时秉持着大联合、大协作精神，培育并发展大健康产业新动能，促进药食同源产业发展，推动其产业升级；③要挖掘深度，必须以新型健康生态农业产品为载体，立足体系、功能、融合、智慧农业，从而促进药食同源产业的科学发展；④要提升精度，必须发挥科技创新的引领作用，推动理念、管理、模式等创新，培育药食同源的新产业、新业态、新模式；⑤要打造厚度，必须立足中国传统文化和饮食习俗。立足我国传统文化，讲好中国药食的文化故事，引导大众消费者深刻认识农食药医的内在关系，建立健康文明的生活方式，树立"大食物、大农业、大资源、大营养"的发展理念；⑥要拓展维度，必须始终遵循绿色发展理念。坚持绿色发展方式，尊天重地，道法自然，生产出营养、健康、安全、绿色的产品，同时推动药食同源产业持续健康发展。相信随着国家强大经济体系的建立，药食同源理念及其功能性食品也必将迎来大好发展前景。

目前药食同源物质的基础研究及标准研究还较薄弱，不能支撑创新产品的研发。因此，当前的首要任务是加强基础研究，建设标准体系。可利用膜分离及浓缩、超临界二氧化碳萃取、逆流萃取等技术精致纯化；利用转录组学、蛋白质组学、代谢组学及宏基因组学等技术和方法诠释药食同源资源的物质基础，多靶点、多层次作用机制及安全性。

我们要始终以新发展理念为指导，加快发展特色农业产业和药食同源产业，大力提高产业的发展质量，深入市场调研，掌握市场需求，根据中医的体质学说和三因制宜理论精准定位，开发集安全性、风味性及个性化于一体的药食同源产品，为人类的健康做出应有贡献。可从以下四点改进、完善产业发展：一是要深化认识药食同源理念及产业发展的重要性，科学把握药食同源的内涵，坚持药食同源产业发展的正确方向。二是要推进药食同源品种的精深加工。产业化是药食同源产品的重要出路，药食同源产品功能和作用要靠产业化和精深加工发挥出来。要进一步培育龙头企业，带动药食同源产业的发展，依靠科技进步开发新产品和新产业。三是要依托资源优势，确定主导产业。从本地实际出发，按照市场需求和大健康要求，选准主导产业的突破口。四是要加快药食同源产业的科技进步，以科技进步为支撑，无论是种植、加工还是流通，各个环节都应该大力推进科技进步和创新，依靠进步科技开发新品种、提高产品质量和效率。

除药食同源产业的科技进步之外，未来对于药食同源产品的推广，还要加大药食同源中医药文化宣传力度，重视营养健康知识普及，让老百姓选择基于药食同源的养生保健方式的同时，不仅"知其然"，更"知其所以然"。

第二节　药食同源品种的应用案例

一、阿胶

阿胶是由驴的干燥皮或鲜皮经煎煮、浓缩制成的固体胶，俗称驴皮胶，历史悠久，始载于《神农本草经》。阿胶性温，主要由骨胶原、蛋白质、多肽、氨基酸、透明质酸、多种矿物质及部分水解产物等组成，阿胶作为药食同源的一个品种，是人们保健、医药上不可多得的上品。

阿胶的主要食用方式是烊化后口服，或制成固元糕作为补品食用，具有调节神经系统、免疫系统、抗炎、治疗贫血、辅助治疗肿瘤、抗疲劳和抗衰老等养生保健功效。通常认为阿胶中起效的化学成分是蛋白、多肽或氨基酸等的混合物，但目前的研究并未明确其发挥保健作用的具体物质以及调节机制。

现代中医药与食品工业对于阿胶这一药食两用资源的利用，多集中在对阿胶进行二次加工，以考察了解其在例如神经系统、免疫系统等某一应用领域的保健特点，提高阿胶吸收利用率，或者实现阿胶相关制品的创新应用，发挥其滋阴补血等功效，以此满足不同人群对阿胶药用食补作用的健康需求。

以下对一些阿胶加工制品的应用及功效进行表述，见图 8-1 及表 8-2 汇总。

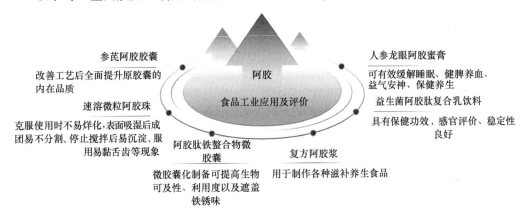

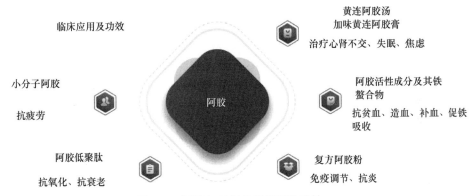

图 8-1　阿胶加工制品的应用及功效

表 8-2　　　　　　阿胶加工制品的应用及功效

类型	阿胶加工制品	应用领域	功效
阿胶汤	黄连阿胶汤 加味黄连阿胶汤	神经系统	治疗心肾不交型失眠、焦虑、抑郁，对心脏神经系统有调节作用
阿胶肽	阿胶低聚肽	免疫系统、血液系统、自由基清除	提高免疫调节能力、增强机体抗炎作用、抗氧化、抗疲劳
阿胶螯合物	阿胶肽铁螯合物	血液系统、细胞造血	抗贫血、造血、补血、促铁吸收
阿胶浆	复方阿胶浆 化疗联用阿胶浆	免疫系统	联合化疗药物，辅助恶性肿瘤治疗，对抗肿瘤恶化等症状

续表

类型	阿胶加工制品	应用领域	功效
阿胶保健产品	人参龙眼阿胶蜜膏 益生菌阿胶肽复合乳饮料 阿胶固元糕	气血平衡、生理活动	具有保健功效，改善了适口性，可有效缓解失眠症状，健脾养血、益气安神、保健养生

（一）阿胶汤

阿胶与黄连、芍药、黄芩等药材同用制成黄连阿胶汤，始见于张仲景的《伤寒论》，组方在古籍流传过程中有所变动，但在治疗心肾不交型失眠、焦虑、抑郁，对心脏神经系统有调节作用方面均在中医药学理论上有记载。林济庵阐述属于心肾两经自发病变的失眠，用黄连阿胶汤滋肾水，泻心火，以交通心肾，从而达到安眠目的。黄博文等对吴辉副教授黄连阿胶汤的应用心得总结为，阿胶既折心火而除烦安神，又滋肾水以坚阴藏精，同时兼顾了改善阴、阳失调的两个方面，从根源上纠正疾病的发生与发展。肖婵通过随机对照试验，实验组口服黄连阿胶汤，多指标观测记录表明，黄连阿胶汤显著改善了老年心悸患者阴虚火旺型的症状，以及改善了老年冠心病患者室性早搏心率变异性、心率震荡和心率减速力等自主神经功能指标。

（二）阿胶肽

阿胶对机体免疫系统有增强效用，其小分子肽的形式更易酶解，被机体消化吸收发挥作用，从而减轻肠胃负担，可提高人体免疫调节能力、增强机体抗炎作用，刺激免疫细胞抗凋亡抗氧化能力，同时对体内自由基进行清除，作用更高效，进而使机体抗疲劳抗氧化水平提高。刘会平等以红参、阿胶肽为主要功能原料复配开发了一款复合功能饮品，应用试剂盒体外检测饮料的抗氧化作用，构建气血双虚小鼠模型，检测饮品对小鼠免疫功能的影响，实验数据表明饮品具有一定的抗氧化能力，有改善造血系统及增强免疫力的作用。梁荣等采用凯氏定氮及高效凝胶色谱法分析阿胶肽的相对分子质量，利用小鼠血清溶血素滴度测定和小鼠脾细胞抗体生成实验，得到阿胶肽能够提高小鼠的体液免疫及细胞免疫功能，对小鼠的免疫功能有正向调节作用的结论。樊雨梅等采用复合酶解法制备阿胶低聚肽，DPPH、ABTS 清除等实验表明，阿胶和阿胶低聚肽均可清除 DPPH、ABTS 并减轻 H_2O_2 诱导的成纤维细胞的氧化损伤，且阿胶低聚肽的效果优于阿胶。姜一朴等研究了小分子阿胶的抗疲劳作用，以大鼠游泳力竭时间为指标，实验结果表明，小分子阿胶能够显著增加大鼠游泳时间，具有抗疲劳的作用。

（三）阿胶螯合物

阿胶以阿胶肽的小分子形式去结合微量元素，形成螯合物，在体内运输免疫物质，参与血液系统中血红蛋白的优化，可延长血细胞寿命。阿胶补血的功效显著，多与铁形成螯合物在抗贫血、造血、促进人体铁吸收方面效果明显。曹丛丛制备获得的阿胶肽铁螯合物可促铁吸收，提高铁的生物利用率并改善机体铁稳态，进而机体在补血的同时对组织器官起到保护作用。李敏等通过小鼠实验进行阿胶肽-铁螯合液初步药效学研究，结果表明，阿胶肽铁螯合液对缺铁性贫血的症状具有改善作用。

（四）阿胶浆

阿胶浆多以复方形式，与红参、山楂等调理食材组方搭配，具有益气生血、滋补润肺的功效，近年也有用复方阿胶浆联合化疗药物的方法，可辅助恶性肿瘤治疗，对抗肿瘤恶化等症状。张明妍等搜集关于复方阿胶浆联合常规化疗药物治疗癌症、肿瘤患者的随机对照试验，表示当前证据提示复方阿胶浆联合化疗药物能够改善癌症化疗后外周血象和生活质量，且安全性较好。戚金凤等使用复方阿胶浆对肿瘤患者化疗时进行服用随机对照实验，得到复方阿胶浆可以改善临床疗效，并减少患者症状恶化的可能性，改善患者的预后恢复和生活质量的结论。

（五）阿胶保健产品

阿胶作为常见养生保健产品，常与其他药食同源材料结合，发挥协同作用，显著提升其在气血平衡、生理活动方面平衡协调、滋阴补血、健脾养血、益气安神、保健养生等方面的功效。刘恬佳等用人参、龙眼肉、阿胶、山楂、干姜和酸枣为原料，利用药食同源的资源特色和优势，开发出人参龙眼阿胶蜜膏，可以有效缓解失眠症状、健脾养血、益气安神。刘星等通过单因素及响应面实验进行调配工艺优化，利用双歧杆菌与传统乳酸菌复合发酵牛乳、阿胶低肽粉、红枣、黑枸杞混合液，以感官评价为指标，得到最佳工艺参数，研制出益生菌阿胶低肽复合乳饮料。

阿胶作为药食同源品种保健功效良多，但其成品价高，烊化过程耗时，且存在生物利用度较低、肠胃消化难等问题。对于阿胶的应用开发多体现在与中医药理相结合，临床对照实验考察机体性能的提升；二次加工深入挖掘其滋补功效方面。未来对阿胶的应用会对其具体功效成分及成分作用机制进行深入探究，沿着大健康方向发展，围绕药食同源、养生保健的功能性，定向满足不同人群对阿胶的健康需求，同时刺激更多阿胶加工产品的衍生。

二、西洋参

西洋参的功效包括补气养血、益肺清热、润燥止咳等，常用于治疗气血两虚、肺燥咳嗽等疾病。西洋参归肺、脾、心经，所含化学成分包括皂苷、多糖、蛋白质、氨基酸等。这些成分赋予了西洋参多种药用价值。西洋参作为一种药食同源的品种，它是人们在保健和医疗方面不可多得的珍品。

在现代中医药领域，西洋参被用于调理人体阴阳平衡，增强免疫力，改善体质等。

其提取的有效成分可以制成药品，如西洋参口服液、胶囊等，用于治疗肾虚、气虚等疾病。此外，西洋参还可以用于配伍其他药材，增强疗效。

在食品工业中，西洋参常被加工成功能性食品，如西洋参饮料等，用于滋补身体、增强体质。

一些西洋参加工制品及其功效见表8-3。

表8-3 **西洋参加工制品及其功效**

西洋参加工制品	功效
西洋参桂圆膏	增强免疫力,适用于体虚易感、患有老慢支、小儿反复呼吸道感染以及免疫力低下的人群
西洋参口服液	增强免疫力、改善体质、提高抵抗力、预防感冒和呼吸道感染、调节免疫功能、促进健康等
西洋参袋泡茶	利水消肿、益气固表、生津益血等
西洋参切片	帮助调节人体内环境,增强机体的免疫功能,提高身体的抗病能力
西洋参含片	帮助调节人体内环境,提高机体的抗病能力,适合老年人或者胃肠消化功能不好的人,以及体虚疲劳、工作紧张的人群
西洋参酒	具有补气养阴、清火、生津的功效
西洋参益肺酒	润肺生津、消除虚火,有效治疗咽喉干燥、口干口渴、慢性咳嗽、疲劳和倦怠等症状

（一）西洋参桂圆膏

制法：西洋参50g，桂圆肉150g，蜂蜜适量。首先，将西洋参和桂圆肉清洗干净，放入锅中，加入适量清水，浸泡片刻。然后，用文火煎煮，取汁，共煎3次，将3次的药液合并。接着，用文火浓缩药液，加入蜂蜜制成软膏。此品可每日两次，每次1毫升，用温开水冲服或加入稀粥中服用。

（二）西洋参口服液

西洋参口服液是用葡萄糖辅佐所制成的口服液，容易吸收，便于服用。皮力东等研究发现利用黄芪、白术和西洋参口服液辅助化疗治疗癌症患者，实验将68名患者分为对照组和治疗组，在治疗前后测量了各种参数。研究结果表明，与对照组相比，治疗组在卡氏（Karnofsky）评分、疼痛分级、抑郁自评表、焦虑自评表评分以及基因金属蛋白酶-2和基因金属蛋白酶-9水平方面表现出更好的改善效果。

（三）西洋参袋泡茶

西洋参袋泡茶可以帮助提高免疫力、增强体力和改善睡眠质量。实验证明，最佳的西洋参袋泡茶配方为：西洋参0.5g、黄芪0.2g、枸杞1.1g、洛神花0.3g。在不影响感官的前提下，冲泡条件为加水量120mL、温度93℃下冲泡10min，冲泡1次时的整体抗氧化性最佳。西洋参袋泡茶具有利水消肿、益气固表、生津益血等保健功效，对提高免疫力、补血益气、保肝护肝具有积极作用。

（四）西洋参切片

此品是将西洋参先用水蒸气蒸软，然后切片，再经过干燥处理制成。这种制作方法可以最大程度地防止水解酶对人参皂苷的破坏，因此营养价值较高。这种制品适合各种体质的人群，一年四季都可以服用，尤其适合在炎热的夏季和干燥的秋季服用。

（五）西洋参含片

产品特点是其有效成分可以通过口腔黏膜中的毛细血管直接吸收，这样可以减少消化液对有效成分的破坏，从而提高利用率，见效也更快。因此，这种西洋参产品特别适合老年人或者胃肠消化功能不好的人，以及体虚疲劳、工作紧张的人群。

（六）西洋参酒

西洋参30g，用500mL烧酒浸泡，密封7d后即可服用。每次服用25mL，每日两次。这种服用方法具有补气养阴、清火、生津的功效。

（七）西洋参益肺酒

将15g西洋参与250mL烧酒和250mL黄酒混合，密封浸泡约10d后即可饮用。每次饮用量为25mL，每日1~2次。这种服用方法有助于润肺生津、消除虚火，可治疗咽喉干燥、口渴、慢性咳嗽、疲劳和倦怠等症状。

随着人们对健康的重视和对传统草药的重新认识，西洋参的市场需求将会进一步增加。未来可以通过现代科技手段对西洋参进行深入研究，挖掘其更多的药用价值，开发更多的药品和保健品。可以加强西洋参的种植和生产，提高其产量和质量，以满足市场需求。可以进一步推广西洋参的知识，让更多的人了解其药用功效，促进其在药食同源领域的应用和发展。西洋参作为药食同源的品种在未来有着广阔的发展前景，可以为人们的身体健康和生活质量提高提供更多的帮助。

三、枸杞子

枸杞子是一种药食同源的品种，具有多种食用方式，可以与不同的食材搭配，发挥其滋补养生的功效。首先，枸杞子可以直接食用，作为零食或加入各种食物，如糖水、粥、茶等中，具有滋补养生的作用。其次，将枸杞子泡水饮用是一种简便的食用方式，枸杞子泡水具有滋补养生、补血益气的功效，也可以和其他药材一起泡水，增强功效。此外，将枸杞子与其他食材一起煲汤，如枸杞鸡汤、枸杞猪骨汤等，可以增加汤的营养价值，滋补身体。将枸杞子与肉类或蔬菜一起炖煮，可以增加菜肴的口感和营养价值，同时起到滋补作用。将枸杞子与其他食材一起蒸煮，如枸杞糯米饭、枸杞蒸鸡等，可以保留枸杞子的营养成分，同时美味可口。枸杞子可以与各种食材搭配食用，不仅可以增加菜肴的口感和营养价值，还可以发挥其药食同源的滋补作用。

在现代中医药领域，枸杞子被应用于调理身体、增强免疫力、改善视力等方面，被认为是一种重要的药材。许多中药制剂中都含有枸杞子，用于治疗各种疾病。

食品工业中，枸杞子也被广泛应用。枸杞子可以用来制作各种功能性食品、饮料和糕点，满足消费者对健康食品的需求。此外，枸杞子还可以用来制作枸杞酒等具有保健功效的酒类产品。

现代中医药和食品工业对于枸杞子这一药食两用资源的利用，不仅有利于促进中医药传统文化的传承和发展，也有助于满足人们对健康食品的需求，推动枸杞子产业的发展。

一些枸杞子加工制品及其功效见表8-4。

表8-4   枸杞子加工制品及其功效

枸杞子加工制品	功效
蓝莓枸杞菊花复合饮料	护眼明目、提高免疫力、润肺清热、抗氧化、提神醒脑
枸杞炖鸡	具有补肾养肝、润肺明目的作用，可增强免疫力、抗衰老、抗氧化，同时具有温中益气、补精填髓的功效
五花果茶	具有补益养生、润肺养肝、抗氧化、提升免疫力和调节体内功能的功效
黄芪枸杞猪骨汤	具有补肾养血、润肺养肝、强身健体等功效

（一）蓝莓枸杞菊花复合饮料

以枸杞子、菊花、决明子等药食同源品种为主要原料，辅以蓝莓浓缩汁、柠檬酸、三氯蔗糖等辅料制成饮品，这是黄成等通过单因素和正交试验研制出的一种缓解视觉疲劳、具有保健功能且口感酸甜的复合饮料。实验结果表明，药材提取的料水比、提取时间和温度对总黄酮提取率和出膏率有影响，配方中各原料的添加量也影响复合饮料的感官评分。该复合饮料呈浅橘红色，清澈透亮，具有蓝莓和菊花的香味，得到了良好的感官评价。

（二）枸杞炖鸡

枸杞炖鸡是一道营养丰富的佳肴，其主要材料包括鸡肉、枸杞子、红枣、姜片、葱段、料酒和适量清水。首先，将鸡肉洗净切块，焯水后备用。接着，将枸杞子、红枣分别用清水冲洗干净备用。然后，将鸡块、枸杞子、红枣、姜片、葱段、料酒放入炖盅内，加入适量清水。盖上炖盅盖子，放入蒸锅中，大火蒸煮30min。之后，加入盐，继续蒸煮10min，直到鸡肉熟烂为止。最后，取出炖盅，稍微搅拌一下，即可食用。枸杞炖鸡虽然营养丰富，但并非所有人都适合食用。虚火旺盛者、腹泻者和过敏体质者应谨慎食用。虚火旺盛者和腹泻者食用枸杞子可能会加重症状，过敏体质者食用枸杞子可能会引起过敏反应。枸杞子富含类胡萝卜素、维生素 A、维生素 B_1、维生素 B_2、维生素 C、钙、铁等营养成分，具有补肾养肝、润肺明目的功效，能够增强免疫力、抗衰老、抗氧化。鸡肉富含优质蛋白质、脂肪、钙、磷、铁等营养成分，具有温中益气、补精填髓的功效。因此，枸杞炖鸡不仅美味可口，而且富含多种营养成分，能够补充身体所需的营养物质，具有滋补养生的作用。

（三）五花果茶

以金钗石斛、红枣、玫瑰花、枸杞子、菊花为主要原料可制备"五花果"茶。研究人员通过响应面法优化配方和制备工艺，最终确定了金钗石斛汁 25%、红枣汁 25%、枸杞子汁 20%、玫瑰花汁 15%、菊花汁 15% 的配比，以及添加 8% 蜂蜜、0.3% 玫瑰香精、0.3% 维生素 C 的调配方案，制得口感最佳的茶饮。研究表明，"五花果"茶具有保健养生功效，其制作工艺简单、风味清香、回味甘甜，具有广阔的市场前景。

（四）黄芪枸杞猪骨汤

黄芪枸杞猪骨汤的具体用量配方为：黄芪 15~20g、山药 15~20g、枸杞子 15~20g、猪骨数块、薏苡仁 15~20g、红枣 5~10g。这道汤有益气健胃、强腰补肾的功效，长期食用可帮助强身健体。

枸杞子作为一种传统中药材，因其丰富的营养和药用价值，被誉为药食同源品种的代表之一。未来，枸杞子在药食同源产品领域有着广阔的应用。近年来，越来越多的研究表明枸杞子具有抗衰老、抗肿瘤、免疫调节等多种药理作用，未来可望在药物研发领域发挥更大作用，具有广阔的医学研究前景。枸杞子具有独特的口感和营养特性，可用于开发各类食品，如枸杞酒、枸杞茶、枸杞糕点等，丰富人们的饮食选择，具有广阔的食品开发前景。随着人们对健康需求的增加，枸杞子的需求也在不断扩大，在枸杞子种植和加工方面有着更大的发展空间，具有广阔的农业种植前景。未来，枸杞子将在保健、医学、食品等多个领域展现其价值。

四、山药

山药是一种具有多种药理作用的食材，它含有丰富的多糖类物质，能够增强机体免疫功能，提高机体抗病能力。此外，山药中的黏多糖可以降低血糖水平，有助于控制糖尿病。山药中的黏液质和黏蛋白具有润肺止咳的作用，对肺燥咳嗽有一定疗效。同时，山药含有丰富的淀粉和蛋白质，有助于补益脾胃、增强消化功能。

在食品工业中，山药被广泛应用于各种食品加工中，如山药片、山药粉、山药饼、山药面等，丰富了人们的饮食选择。此外，山药还可以用于酿造山药酒，此产品也具有保健功效。

现代中医药和食品工业对于山药这一药食两用资源的利用，不仅延续了传统的药食同源理念，也为人们提供了更多健康、营养丰富的选择。

以下对一些山药加工制品及功效进行表述（见表8-5）。

表8-5　　　　　　　　　　　　山药加工制品及功效

山药加工制品	功效
金荞麦山药保健面包	具有调节血糖、提高免疫力、健脾胃、补充营养和促进肠道健康等功效
山药薏苡仁保健酒	具有补脾健胃、润肺止咳、补肾壮阳、降脂减肥和抗氧化等功效
山药扁豆粥	具有补益脾胃、调和中焦、固肠止泻的功效，同时能够增进食欲
复合山药乳酸发酵饮料	具有补益脾胃、调和中焦、固肠止泻和促进食欲等功效
紫山药魔芋保健果冻	具有补益脾胃、调节血糖、减肥瘦身等功效
淮山药泡腾片固体饮料	具有降血糖、降血脂、抗氧化、抗衰老、增强免疫力功能

（一）金荞麦山药保健面包

此产品基本配方由高筋面粉1000g、金荞麦粉约143g、山药粉10～20g、黄油50～100g、鸡蛋1个、盐5g、面包改良剂3.5g、酵母15g、糖200g和牛奶500g组成。

（二）山药薏苡仁保健酒

以薏苡仁、山药、芡实和白酒为主要原料生产山药薏米保健酒。衣海龙通过实验确定了最佳工艺条件，包括白酒酒精度、原料添加量、白酒增香剂和蜂蜜的添加量。研究结果表明，该保健酒具有良好的营养价值和医学保健作用，保留了原料的活性成分和功能性。这种保健酒不仅具有醇香的味道，还具有独特的风味，适口性好，色泽清亮。

（三）山药扁豆粥

山药扁豆粥是一种传统的药膳，主要由白扁豆、白米和新鲜山药等食材制成。它具有补益脾胃、调和中焦、固肠止泻的功效，同时能够促进食欲。这款粥特别适合那些因脾胃气虚而导致腹泻的患者食用。

（四）复合山药乳酸发酵饮料

由枣、山药和枣汁混合制成的饮料的理想配方包括枣汁与山药汁的比例为3∶1，添加0.1%柠檬酸和8%白糖，以及黄原胶、甘油单酯、羧甲基纤维素和海藻酸钠的稳定剂组合。

（五）紫山药魔芋保健果冻

产品配方中有紫山药汁、蔗糖、柠檬酸、魔芋复配凝胶剂（魔芋粉∶琼脂∶明胶的配比为 2 ∶ 3 ∶ 2）、水。张晓玲等研究此产品旨在利用魔芋葡甘聚糖的凝胶特性，改善果冻的风味口感，提高果冻的保健功能。

（六）淮山药泡腾片固体饮料

此产品是以淮山药和奶粉为主要原料制成。淮山药具有降血糖、降血脂、抗氧化、抗衰老、增强免疫功能等多种生理活性，对保持人体健康具有重要意义。

山药作为药食同源资源应用前景非常广阔。未来，随着人们对健康饮食的重视和对传统药食同源理念的认可，山药作为药食同源资源的地位将更加突出。科学研究也将进一步揭示山药的营养成分和药理作用，推动山药在药食同源领域的开发和应用。

五、灵芝

灵芝被誉为"草中之王"，具有多种功效和治疗作用。灵芝归心、肝、肺经。灵芝含有多种生物活性物质，如多糖类、三萜类、蛋白质、氨基酸、维生素和微量元素，其中多糖类和三萜类是其主要活性成分。这些成分赋予灵芝抗炎抗菌、免疫调节、抗肿瘤、肝脏保护、血糖调节等药理作用。

在食品工业中，灵芝也被广泛应用于功能性食品等领域。目前市场上有很多与灵芝相关的产品，如灵芝口服液、灵芝胶囊、灵芝粉、灵芝酒等，受到了消费者的欢迎。

总的来说，现代中医药和食品工业对于灵芝这一药食两用资源的利用，不仅推动了灵芝产业的发展，也为人们提供了更多健康保健品的选择。随着科技的不断进步和人们对健康的重视，相信灵芝这一宝贵资源将会得到更好的开发和利用。

以下对一些灵芝加工制品及其功效进行表述（见表8-6）。

表8-6　　　　　　　　　　灵芝加工制品及其功效

灵芝加工制品	功效
灵芝枇杷花复方口服液	清热解毒、润肺止咳、抗炎抗氧化、提高免疫力等
灵芝番茄胶囊	抗氧化、提高免疫力、调节血脂、保护心脏等

（一）灵芝枇杷花复方口服液

以灵芝为主要原料，配以枇杷花、红枣、枸杞等辅料，添加适量稳定剂研制而成的灵芝枇杷花复方口服液，可以用于治疗咳嗽、喉咙痛、气管炎、支气管炎等呼吸道疾病，同时还能够抗炎抗氧化，增强身体的免疫力，预防感冒等疾病的发生。

（二）灵芝番茄胶囊

此产品以灵芝提取物、番茄提取物、牛磺酸、维生素 E 为主要原料制备而成。灵芝提取物和番茄提取物富含抗氧化物质，可以帮助清除体内自由基、延缓衰老、预防疾病。牛磺酸可以帮助降低胆固醇，维生素 E 对心血管系统有保护作用。综合起来，灵芝番茄胶囊可以帮助改善体内环境，提高免疫力，保护心脏健康。

灵芝作为一种珍贵的药食同源品种，其应用前景极为广阔。未来，灵芝的发展方向可能包括深入研究其活性成分及其作用机制，开发更多具有药用价值的产品，如口服液和胶囊，以满足不同人群的需求。同时，灵芝在预防和治疗心血管疾病、肿瘤、糖尿病等疾病中的作用将得到进一步探索，为维护人类健康提供更多选择。此外，加强对灵芝种植、采集、加工等环节的管理，确保产品质量和安全，将推动灵芝产业的健康发展。

参考文献

[1] 蔡长河，张爱玉，李万颖，等. 花旗参桂圆膏加工工艺 [J]. 食品科学，2003，06：77-78.

[2] 曹丛丛. 阿胶促铁吸收的活性成分及其铁螯合物的补血作用研究 [D]. 无锡：江南大学，2021.

[3] 曹淑芬. 山药扁豆粥可增进食欲 [J]. 家庭中医药，2021，28：37.

[4] 曹雪，张卫华. 国医大师郭诚杰教授临床应用黄芪经验介绍 [J]. 新中医，2016，48：217-219.

[5] 陈婵，张平，赖腾强，等. 灵芝枇杷花复方口服液的研制 [J]. 江西农业学报，2017，29：94-98.

[6] 陈佳龄，龚盛昭. 紫外光谱法初步评价 11 种中药提取物的防晒效果 [J]. 香料香精化妆品，2022，06：71-73.

[7] 成圆，王宇加，王婷婷，等. 几种典型天然甜味剂的功能活性及食品加工应用 [J]. 现代食品科技，2023，39（08）：326-333.

[8] 樊雨梅，汝文文，史传超，等. 阿胶低聚肽的成分分析及其抗氧化活性 [J]. 食品工业科技，2020，41（18）：314-318，323.

[9] 冯平平. 无花果、山药、枣复合汁乳酸发酵饮料的研制 [D]. 保定：河北农业大学，2015.

[10] 龚俊瑞，邱静文，林翠姬. 自然辩证法视域下的绿色化妆品研发与生产 [J]. 日用化学品科学，2024，47（01）：54-58.

[11] 巩志宏. 药食同源：中医药大健康"新风口" [N]. 经济参考报，2022-09-21（006）.

[12] 关颖贤，江洁，薛晨光，等. 灵芝功能食品的研究进展 [J]. 大连民族大学学报，2023，25：395-402.

[13] 何泽民，何勇强. 中医学"治未病"理论内涵及其指导意义 [J]. 中医杂志，2015，56（22）：1900-1903.

[14] 黄博文，黄政政，吴辉. 吴辉副教授应用黄连阿胶汤治疗心肾不交型失眠验案举隅. 中国民族民间医药，2021，30（13）：95-96，99.

[15] 黄成，罗汝锋，罗进，等. 蓝莓枸杞菊花复合饮料的研制 [J]. 现代食品，2022，28：84-88，93.

[16] 及华，王琳，张海新，等. 药食同源植物——枸杞 [J]. 现代农村科技，2021，07：125.

[17] 姜一朴，邸志权，王延涛，等. 小分子阿胶抗疲劳、抗氧化及止血作用研究 [J]. 中国药理学

通报，2019，35（02）：203-208.

[18] 金庆武. 西洋参在保健食品中的应用 [J]. 中国自然医学杂志，2002，02：101-103.

[19] 雷艳，巫广华，梁立广. 西洋参含片中总皂苷的测定 [J]. 现代食品，2019，16：179-182.

[20] 李春晓，张兵，李红艳. 炮制对药食同源植物功能成分和活性的影响 [J]. 食品安全质量检测学报，2022，13（24）：7867-7874.

[21] 李敏，梁大连，邵珠德，等. 阿胶肽-铁螯合物对缺铁性贫血小鼠的初步药效学研究 [J]. 时珍国医国药，2019，30（04）：852-854.

[22] 李夏，刘显圆，骆雅英. 药食同源农产品制备"五花果"茶工艺研究 [J]. 江苏调味副食品，2022，04：10-16.

[23] 梁荣，樊琛，李燕，等. 小分子阿胶肽的免疫调节作用 [J]. 食品工业科技，2019，40（22）：306-310，315.

[24] 林济庵. 黄连阿胶汤对心肾不交的失眠症有效 [J]. 福建中医药，1961，01：22.

[25] 林钰镓，于海英，胡文岳，等. 西洋参作为药食同源原料的历史考证与现代功效综述 [J]. 特产研究，2023，45：152-155.

[26] 刘超群，任越，张燕玲. 药食同源食品质量控制的研究现状及策略 [J]. 中国中药杂志，2022，47（14）：3963-3967.

[27] 刘冠军，付海芹，张凤，等. 齐鲁嵩山药用植物牛膝考 [J]. 中国民族医药杂志，2023，29：62-63.

[28] 刘鸿高. 灵芝的本草考证 [J]. 昭通学院学报，2022，44：1-6.

[29] 刘会平，邓玉娣，涂亚莉，等. 红参-胶原蛋白肽复配饮品对小鼠造血能力和免疫调节功能的影响 [J]. 现代食品科技，2022，38（08）：27-34.

[30] 刘恬佳，赵宏宇，闫向竹. 人参龙眼阿胶蜜膏工艺研究 [J]. 现代食品，2019，22：83-85.

[31] 刘星，秦楠，李冠文，等. 益生菌阿胶低肽复合乳饮料调配工艺 [J]. 中国乳品工业，2020，48（01）：51-55，64.

[32] 吕柏辰，孙海，钱佳奇，等. 药用植物根系分泌物与根际微生物相互作用及其在中药材生态种植中的应用 [J]. 中国中药杂志，2024，08：1-11.

[33] 吕晶雪，郎岩，吴庆红，等. 灵芝的主要活性成分及生物活性研究进展 [J]. 山东化工，2024，53：54-56.

[34] 骆璐. 药用植物多农残重金属的大样本检测及综合风险评估 [D]. 北京：中国中医科学院，2021.

[35] 聂凌鸿，居虹. 淮山药泡腾片固体饮料的研制 [J]. 安徽农业科学，2009，37：13232-13233.

[36] 皮力东·库亚西，库亚西·乃斯如拉，尼力帕尔·阿力木. 黄芪白术西洋参口服液辅助化疗治疗喉癌改良垂直半喉切除术后效果研究 [J]. 湖北中医药大学学报，2023，25：62-64.

[37] 戚金凤，项国. 复方阿胶浆在肿瘤患者化疗中的应用分析 [J]. 中国卫生标准管理，2019，10（02）：96-97.

[38] 任民. 枸杞养生 [J]. 农产品市场周刊，2018，16：55.

[39] 萨翼，陈广耀，王进博，等. 已批准增强免疫力功能的中药类保健食品现状及监管建议 [J]. 中国中药杂志，2019，44（5）：885-890.

[40] 沙鸥，周全，李慧文，等. 超声辅助法制备磁性活性炭及其在西布曲明检测中的应用 [J]. 江

苏海洋大学学报（自然科学版），2023，32（02）：60-65.

[41] 宋小飞，麻开香，田密，等. 灵芝番茄胶囊工艺研发及增强免疫力功能试验研究 [J]. 安徽农业科学，2020，48：178-181.

[42] 孙志刚，陈强；苏俊武，等. 云南 24 个紫山药品系的营养保健功能成分分析 [J]. 安徽农业科学，2024，52：185-189，254.

[43] 田贤，韩宝银. 山药药食保健功能及开发利用研究进展 [J]. 中医药导报，2023，29：108-111.

[44] 王佰灵，郝新才，汤哲伟，等. 金荞麦山药保健面包的研制 [J]. 粮食与油脂，2021，34：101-104.

[45] 王进博，陈广耀，孙蓉. 对中药组方保健食品的几点思考 [J]. 中国中药杂志，2019，44（5）：865-869.

[46] 王培旭，隋红霞，曲淑君. 44 例银杏叶制剂药品不良反应报告分析 [J]. 临床医药实践，2024，33（03）：198-200.

[47] 吴笛. 探究茶饮料对体育运动员运动功能的影响 [J]. 福建茶叶，2023，45（02）：20-22.

[48] 肖婵. 黄连阿胶汤干预老年冠心病室性早搏患者心脏自主神经功能的研究 [D]. 济南：山东中医药大学，2019.

[49] 徐家参. 西洋参酒的研制 [J]. 酿酒科技，1994，04：45.

[50] 闫晓慧，姜思亮，刘雪晴，等. 灵芝多糖的构效关系、提取工艺及药理作用研究进展 [J]. 中医药学报，2024，52：117-122.

[51] 杨明，胡彦君，王雅琪，等. 基于中医药理论与优势的中药保健产品设计思路 [J]. 中草药，2017，48（03）：419-423.

[52] 衣海龙. 山药薏米保健酒的工艺条件研究 [J]. 酿酒，2020，47：79-80.

[53] 于梓芃，王文亮，单成钢，等. 西洋参袋泡茶的研制及冲泡工艺优化 [J]. 中国果菜，2022，42：41-48.

[54] 张飞，王佳贺. 中药多糖抗衰老的研究 [J]. 实用老年医学，2024，38：217-218.

[55] 张明妍，郑文科，杨丰文，等. 复方阿胶浆防治癌症化疗后骨髓抑制疗效和安全性的系统评价 [J]. 天津中医药，2019，36（05）：459-465.

[56] 张晓玲，黄白红. 紫山药魔芋保健果冻的加工工艺研究 [J]. 吉林蔬菜，2014，06：39-40.